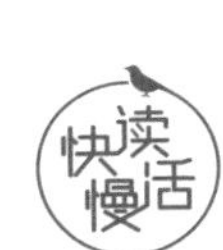


陪伴女性终身成长

# 重建免疫力

医学博士
[日]根来秀行——著
曹逸冰——译

天津出版传媒集团
天津科学技术出版社

**读者须知：** 医学是随着科学技术的进步与临床经验的积累不断发展的。本书中所述的知识与各项建议均是作者结合自己的专业和多年的经验审慎提出的，但图书不能替代医疗咨询。因本书相关内容可能造成的直接或间接不良影响，作者和出版方均不予担责。



天津市版权登记号：图字02-2023-068号

**图书在版编目（CIP）数据**

重建免疫力 / ( 日 ) 根来秀行著 ; 曹逸冰译 . -- 天津 : 天津科学技术出版社 , 2023.10(2024.4 重印 )
ISBN 978-7-5742-1508-5

Ⅰ . ①重… Ⅱ . ①根… ②曹… Ⅲ . ①免疫学—普及读物 Ⅳ . ① R392-49

中国国家版本馆 CIP 数据核字 (2023) 第 151251 号

重建免疫力
CHONGJIAN MIANYILI
责任编辑：张建锋
责任印制：兰　毅
出　　版：天津出版传媒集团
　　　　　天津科学技术出版社
地　　址：天津市西康路35号
邮　　编：300051
电　　话：(022)23332400
网　　址：www.tjkjcbs.com.cn
发　　行：新华书店经销
印　　刷：天津联城印刷有限公司

开本 710×1 000　1/16　印张 11　字数 130 000
2024年4月第1版第2次印刷
定价：59.00元

# 前言

近年来，新型冠状病毒（以下简称“新冠病毒”）肆虐全球，全世界各国都在全力开发可有效预防感染和重症的特效药与疫苗。

危机当前，最有助于预防感染和重症的莫过于人体自带的“免疫力”。人体的免疫是一种防止病原体、毒素和异物侵入或扩散的机制，可大致分为固有免疫（又称非特异性免疫）和获得性免疫（又称特异性免疫）。前者与生俱来，后者则是出生后通过感染疾病获得的免疫。只要上述两种免疫的综合实力强于外敌，人体就可以预防感染与重症。

然而，现代人不健康的生活方式会导致免疫力下降。免疫力在很大程度上受到生物钟、自主神经系统和激素水平的影响。如果你生活在重压之下，无法在工作和生活中与手机、电脑等电子产品保持恰到好处的距离，作息就难免会变得不规律，从而影响机体的控制系统，包括人体的生物钟、自主神经系统和内分泌系统等，进而导致免疫力降低。

我发现近来有越来越多的患者因疫情造成的生活压力出现了自主神经失衡的问题，睡眠质量堪忧，进而造成种种身体不适。哈佛大学近期的一项研究显示，有失眠倾向或因工作极度疲劳的人感染新冠病毒、发展成重症、留下后遗症的风险更高。

掌握正确的免疫知识，加深对包括生物钟、自主神经与内分泌在内的机体控制系统的理解，并在日常生活中活学活用，我们便能自然而然地增强原本就拥有的战斗力——免疫力。

本书就人体免疫进行通俗易懂的讲解，同时根据最新、最先进的研究成果，详细介绍了生物钟、自主神经与内分泌的运行机制，以及它们所控制的毛细血管和细胞呼吸等。此外，本书还为读者朋友们奉上了可在日常生活中实践新知的具体方法和诀窍。

希望大家能通过本书深入理解人体免疫的机制，靠自身强大的“战斗力”抵御新冠病毒感染等各类传染病与其他疾病，回归健康快乐的生活。

根来秀行

# 抵御病毒的关键在于毛细血管

人类与新冠病毒的战斗逐渐落下帷幕，经此一战，人体固有的免疫系统也因此受到了越来越多的关注。免疫力人人都有，但不是每个人的免疫力都强大到足以抵御感染的程度。

有些人不过50多岁，就因感染新冠病毒后发展为重症而不治身亡。有些人虽已年逾古稀，感染了同一种病毒却没有任何症状。年龄的增长是导致免疫力下降的一大因素，但年龄的影响似乎也因人而异。那么，差距究竟在哪里呢?

关键在于毛细血管。研究数据显示，感染新冠病毒后发展成重症的患者往往患有肾功能障碍、心脏病、脑血管疾病、慢性肺病等与毛细血管有关的疾病。

人体需要通过毛细血管将对抗病毒的免疫细胞输送到全身各处，而基础疾病会严重影响这些“通道”的机能。于是，免疫细胞就无法被运送到需要它们的地方，给病毒以肆虐的机会。而且进入人体细胞的病毒会大量增殖，扩散到全身各处。在此过程中，病毒也会附着于毛细血管，造成一定的负面影响，损害脆弱的血管。修复血管本就容易造成血栓，而修复功能的异常也有可能加剧病情。

为了防止疾病恶化到这一步，我们要用心呵护毛细血管的健康。

新冠重症患者的死亡率（按基础疾病分类）

| 第1位 | 肾功能障碍 | 44.0% |
| --- | --- | --- |
| 第2位 | 心脏病 | 40.5% |
| 第3位 | 脑血管病 | 39.5% |
| 第4位 | 慢性肺病 | 30.4% |

数据来源：日本国立国际医疗研究中心（2020 年 9 月公布）

感染新冠病毒时重症化风险较高的基础疾病

| 慢性阻塞性肺疾病 |
| --- |
| 慢性肾病 |
| 糖尿病 |
| 高血压 |
| 心血管疾病 |

各年龄层的新冠重症率（以 30—39 岁为基数）

| 10岁以下 | 0.5倍 | 50—59岁 | 10倍 |
| --- | --- | --- | --- |
| 10—19岁 | 0.2倍 | 60—69岁 | 25倍 |
| 20—29岁 | 0.3倍 | 70—79岁 | 47倍 |
| 30—39岁 | 1倍 | 80—89岁 | 71倍 |
| 40—49岁 | 4倍 | 90岁以上 | 78倍 |

数据来源：日本厚生劳动省“关于新冠病毒感染的 11 项最新知识（截至 2021 年 2 月）”

上面提到的所有疾病都会导致毛细血管损伤。还有数据显示，60 岁以上人群的毛细血管数量比他们 20 多岁时减少了 40% 以上。没有健康的毛细血管，就无法将免疫细胞输送到它们该去的地方。因此学界认为，在上述基础疾病、衰老等因素的影响下，毛细血管越不健康，就越有可能发展成重症。

## 病毒通过毛细血管传遍全身

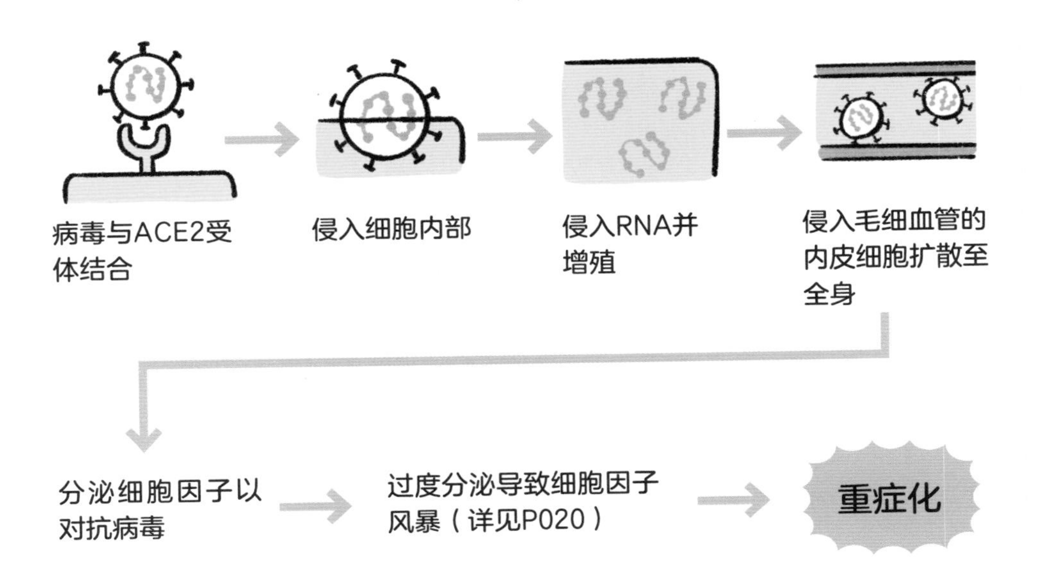


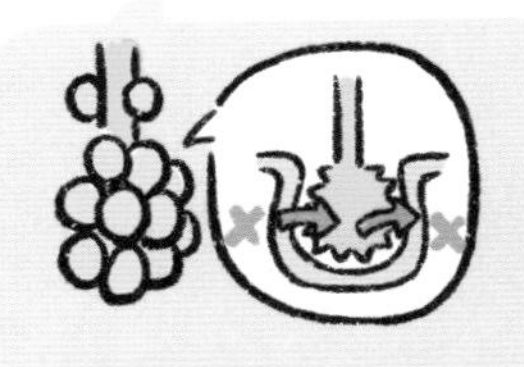

**病毒性肺炎**

肺泡周围的毛细血管发炎，导致肺部机能受损，无法正常完成氧气和二氧化碳的交换（气体交换）。

了解更多

### 甚至有可能在全身各处引发血栓

研究显示，新冠病毒甚至有可能在全身各处的血管内部引发血栓，造成毛细血管堵塞与炎症。届时患者会出现与川崎病类似的症状，如四肢末端发红、麻木。

# 关于“新冠后遗症”

日本国立国际医疗研究中心在2021年2月公布了一项调查结果：大约76%的新冠病毒感染者在康复后出现了某种形式的后遗症。

还有数据显示，即使感染后的症状比较轻微，患者年龄不大，也有可能出现后遗症。有些人刚感染时没有表现出任何症状，三四个月后却被后遗症折磨得苦不堪言。

如前所述，人在毛细血管受损的情况下更容易感染新冠病毒。而研究结果显示，出现新冠后遗症的概率也与毛细血管的状态密切相关。

了解更多

### 新冠后遗症会持续多久

不同后遗症的出现时间和持续时间均有所不同。总结迄今为止报告的病例发现，倦怠感通常会持续 3~6 个月，而气喘等症状会持续 2~3 个月。

## 感染新冠病毒后的主要后遗症

### 难以集中注意力

毛细血管因病毒附着引发炎症，无法将足够的氧气和营养物质输送至脑细胞，导致脑细胞损伤。记忆力因感染病毒而下降的情况也时有发生。

### 咳嗽、气喘

肺泡周围的毛细血管受损，引起间质性肺炎。呼吸器官的功能障碍可能会在核酸检测结果转阴后持续很长一段时间。

### 倦怠感

明明没有发烧，全身却倦怠无力，这是由于病毒附着于全身的毛细血管。在这种情况下勉强运动可能会加重症状。

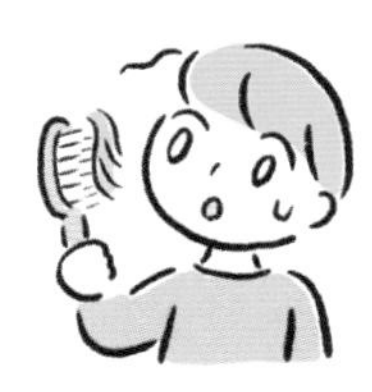

### 脱发

在梳头或洗头时大量脱发的患者不在少数，无论年龄与性别。其机制尚不明确，但此类患者毛母细胞周边的毛细血管有受损的迹象。

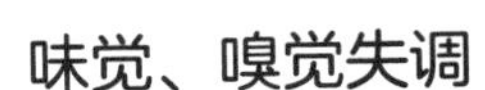

### 味觉、嗅觉失调

负责感知味道与气味的周围神经细胞因病毒受损，影响相关功能。

### 头痛

最常见的症状之一。可服用止痛药缓解，但由于疼痛的原因尚不明确，目前仍没有方法根治。

# 心理状态与免疫功能

“新冠抑郁症”也是近几年的热点话题之一。这是一种心理障碍，与当事人是否感染新冠病毒无关。典型的症状包括情绪低落、轻度抑郁、暴躁易怒等。有时也伴有睡眠障碍、食欲不振、心悸等身体症状。

新冠抑郁症的病因之一可能是居家办公导致的自主神经紊乱。交感神经在大脑内长期占优势地位，再加上人际互动的减少、对传染病的担忧等削弱心理健康的因素，便形成了恶性循环，影响睡眠质量，进而降低人体的免疫力。

## 了解更多

在居家办公的状态下，我们很难把控好一整天的生活节奏，做到张弛有度。在工作期间穿插饮食和休息、适度放松尤为重要，能否做到这一点与身心健康高度相关。关于身体不适与人体机制的关系详见 Part 2，有助于改善和预防身体不适的好习惯可参考 Part 3。

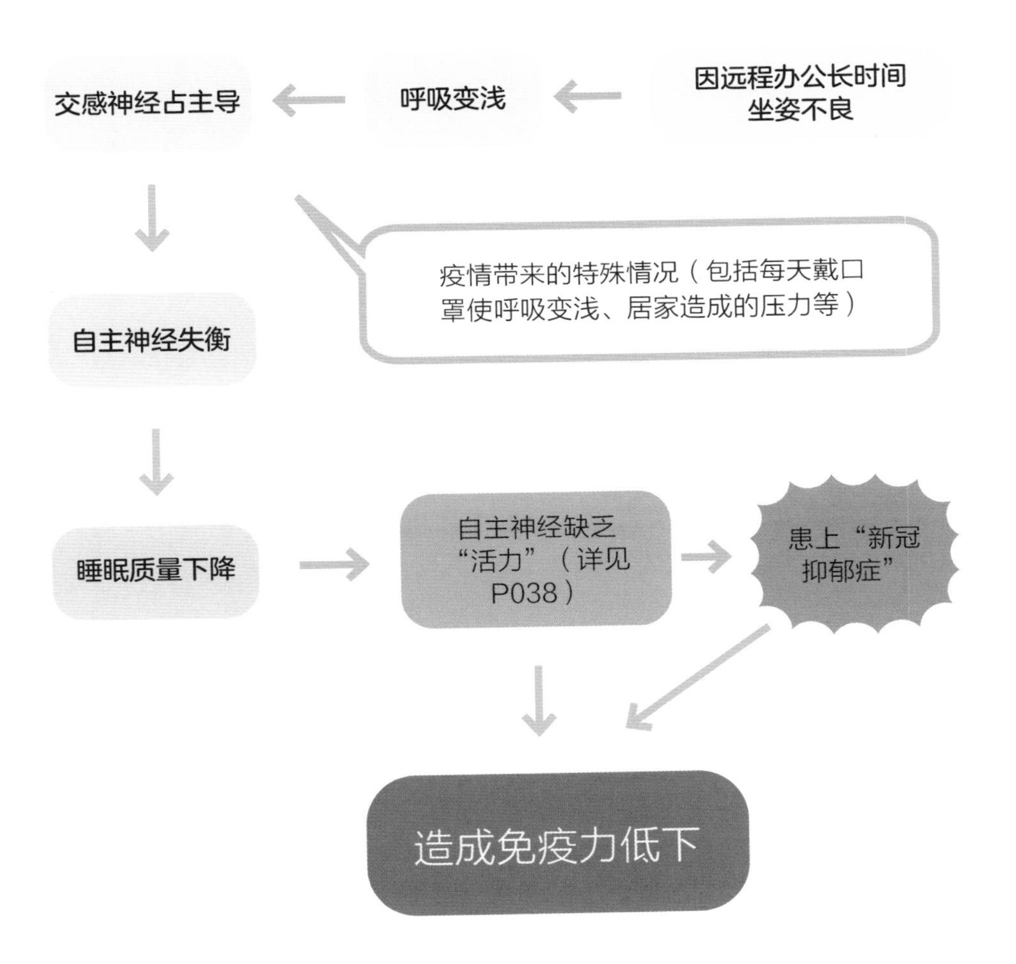
导致“新冠抑郁症”的原因
交感神经占主导
呼吸变浅
因远程办公长时间
坐姿不良
疫情带来的特殊情况（包括每天戴口
罩使呼吸变浅、居家造成的压力等）
自主神经失衡
睡眠质量下降
自主神经缺乏
“活力”（详见
P038）
患上“新冠
抑郁症”
造成免疫力低下

# 何谓变异株

新的变异株在世界各地相继出现，大大增加了抗疫工作的难度。

截至2021年3月，日本国内发现的变异株有Alpha毒株、Beta毒株、Gamma毒株、Delta毒株这四种。它们在传染力、毒性和疫苗效力等方面都与原始毒株有所不同，需要格外警惕。

其实生物都会通过“遗传”将自身性质传递给后代，只是在此过程中偶尔会发生突变。所谓突变，就是传递某种性质的基因发生了误读或重组，使个体表现出不同的性质。例如，院子里有一棵养了很多年的牵牛花，一直都是开红花的，可是用它的种子种出来的后代居然开出了蓝花。学界认为，正是突变为自然界带来了进化和多样性，而且突变也有利于物种在环境发生变化时存续。

这种突变也会发生在病毒增殖的过程中。变异株就是遗传信息因某些原因发生改变，并将这种改变延续下来的后代。而且病毒的增殖速度很快，容易在短时间内产生多种变异株。

## RNA病毒的设计图

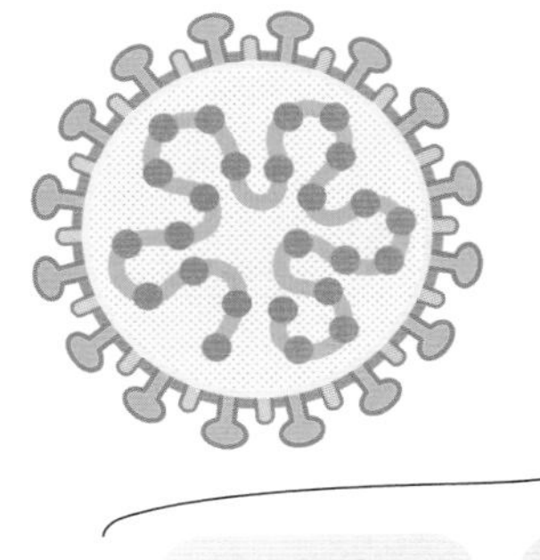

病毒入侵细胞时使用的 S 蛋白（刺突糖蛋白）的基因也可能突变。RNA 氨基酸序列的复制过程一旦出错，全新的序列就会被复制下去，即为突变。

ORF1a ORF1ab S蛋白

**复制设计图时，这部分发生错误，于是不断变形**

**催生变异株**

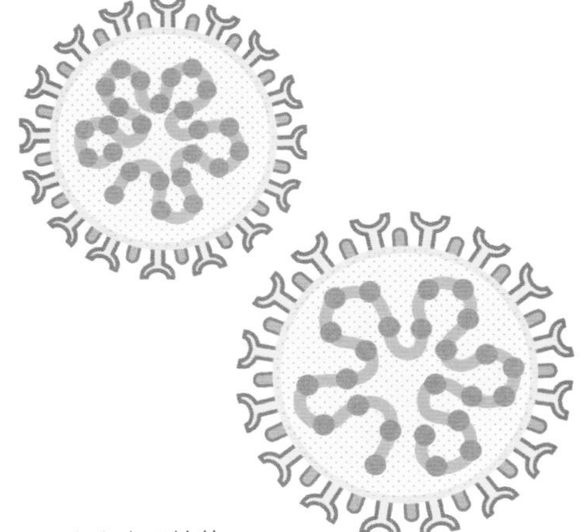

### 了解更多

**可能需要针对每一种变异株研发疫苗**

目前已有数种新冠疫苗正式投入使用，但它们产生的抗体针对的都是原始毒株的 S 蛋白，专家担心它们可能对变异株的 S 蛋白无效，就算有效，效力也可能大打折扣。也许以后每出现一种新的变异株，都需要针对它研发并接种相应的疫苗。

变异株的传染力强于原始株。即使你感染过一次原始株，体内产生了抗体，那些抗体也不一定对变异株有效。因为抗体只对病毒的刺突部分起效，而变异株的刺突形状已经发生了改变，原有的抗体便招架不住了。

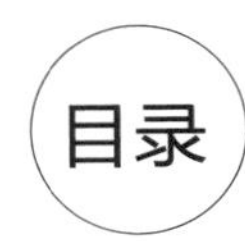

# 目录

## Part 1
## 初识免疫

## Part 2
# 人体机制与身体不适的关系

## Part 3
# 有助于增强免疫力的生活习惯

## Part 4
# 强化免疫力的饮食诀窍

*本书提及的新冠病毒知识基于2021年4月前掌握的数据与信息。

# Part 1

# 初识免疫

人体配备了免疫系统以预防疾病，但了解其具体机制的人恐怕并不是很多。本章将为大家系统介绍关于免疫的基础知识，包括病原体和感染的类型及在我们体内工作的各种免疫细胞等。

免疫基础知识1

# “免疫”是人体抵御病毒、细菌等入侵者的自我保护反应

旷日持久的新冠病毒阻击战，让我们重新认识到人体自备的“免疫”系统的重要性。

免疫是人体的自我保护机制，旨在抵御外来异物（如病毒、细菌等）的入侵。免疫系统的第一道防线是皮肤，它覆盖在身体表面，防止外敌侵入体内，我们称之为“物理屏障”。口腔、咽喉与鼻孔中的黏膜，以及黏膜分泌的黏液也属于这一范畴。黏液含有杀菌物质，这道“化学屏障”也能阻挡外敌。

一旦有病原体绕过这两道屏障侵入体内，免疫细胞就会挺身而出。例如我们感冒的时候，黏膜的毛细血管会扩张，于是白细胞等免疫细胞便会集结起来，向病原体发起攻击。因此，感冒的时候会出现咽喉红肿、咳痰、流鼻涕等症状。

免疫可大致分为两种：固有免疫（被动免疫）和获得性免疫（主动免疫）。如前所述，前者是人体与生俱来的防御体系，后者则是“通过记录病原体的信息后发动有效攻击”的机制。后文会就这两种免疫进行详细介绍（详见P012）。

# 保护人体的3道防线

人体自备的免疫系统依靠以下3道屏障防止异物入侵。

## 1 皮肤

直接接触外界的皮肤是人体免疫系统的第一道防线。皮肤最外侧为角质层，可在物理层面防止外敌入侵。而且皮脂腺和汗腺的分泌物能使皮肤表面时刻保持湿润。这些分泌物还有助于让皮肤表面呈弱酸性，防止病原体增殖。汗液中也含有杀菌物质。

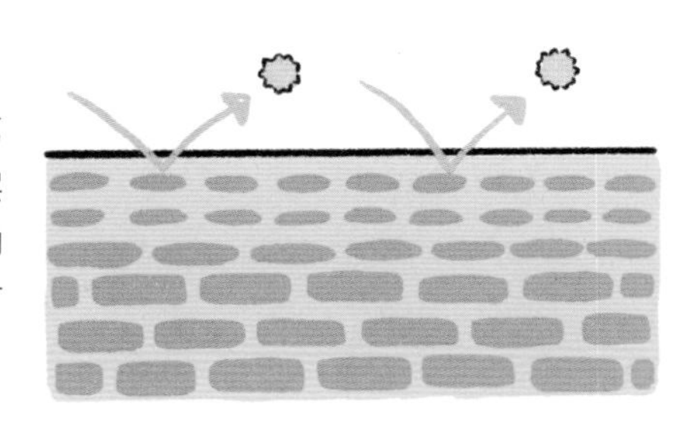

## 2 黏膜

黏膜不仅存在于鼻腔、口腔与咽喉，还构成了整条消化道的膜。黏膜会分泌杀菌的黏液（如鼻涕和唾液），抵挡外界的病菌和其他异物。此外，黏膜还能将异物包裹在黏液中，通过打喷嚏或咳嗽将其排出体外。器官的黏膜上长有密密麻麻的纤毛，可有效清扫异物。胃肠道也配备了相应的机制，可杀灭食物中的细菌。

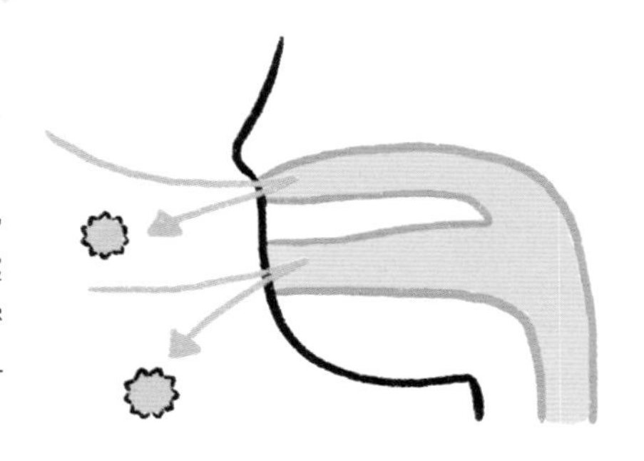

## 3 免疫细胞

免疫系统的第三道屏障是免疫细胞。它们能杀灭入侵体内的病原体，以免其大量增殖。免疫细胞种类繁多，各司其职。例如，同属白细胞家族的巨噬细胞和中性粒细胞会在病原体入侵时迅速反应，通过吞噬消灭病原体。T细胞和B细胞也属于免疫细胞，它们能读取病原体的信息，有针对性地发起进攻。

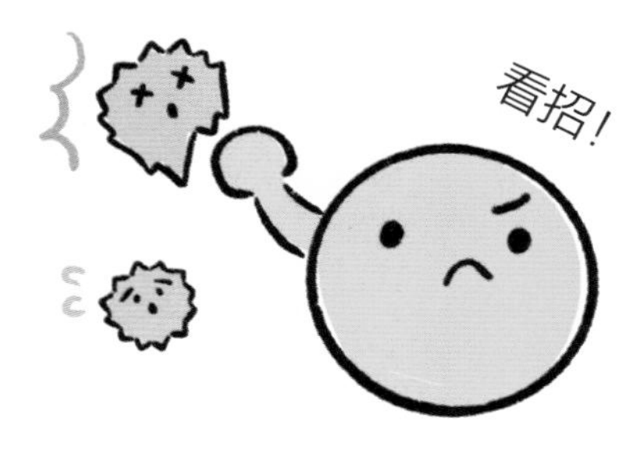

免疫基础知识2

# 何谓“病原体”

人生病的原因总是五花八门，不过人传人的“传染病”的罪魁祸首就是“病原体”。正是病原体在人体内的增殖引发了种种典型症状。

病原体可大致分成三类：真菌、细菌和病毒。说得简单一些，真菌和霉菌、酵母菌差不多。有些真菌能致病，有些却对人类有益。细菌也不全是致病的，有些细菌与人类是共生关系（比如肠道细菌）。细菌和真菌都属于“生物”，都具有细胞结构，能在适宜的环境下自行增殖。

病毒的性质却与细菌和真菌大不相同。病毒没有细胞结构，只能存活于活细胞中，一旦脱离细胞便会迅速死亡，无法自行增殖。它们会入侵人与动物的细胞，以这些细胞为原材料进行自我复制和增殖，想想都让人不寒而栗。病毒完成增殖后，又会将魔爪伸向下一个细胞……于是受病毒侵蚀的细胞就会不断增加。

## 3种主要病原体

3种病原体的大小不同，增殖方法也各不相同。对照头发的直径，便知病毒有多么微小。

### 1 病毒

直径0.01~0.1μm

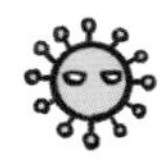

由蛋白质外壳和基因（如 DNA 和 RNA）组成，特点是“极其微小”，仅有细菌的 1/100~1/10。无法独立生存或增殖，只能存活于活细胞内，并在细胞内完成增殖。

具有代表性的病毒：流感病毒、冠状病毒、诺如病毒等。

---

### 2 细菌

直径1.0μm

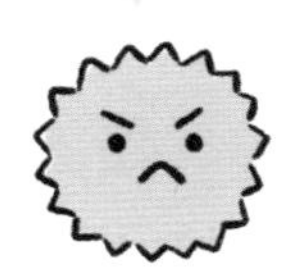

单细胞生物，吸收营养物质和水，生成能量。在适宜的环境下可通过自我复制进行增殖。大量存在于自然界中，部分对人类有益。

具有代表性的细菌：霍乱弧菌、沙门氏菌、肉毒杆菌等。

---

### 3 真菌

直径1.0~100μm

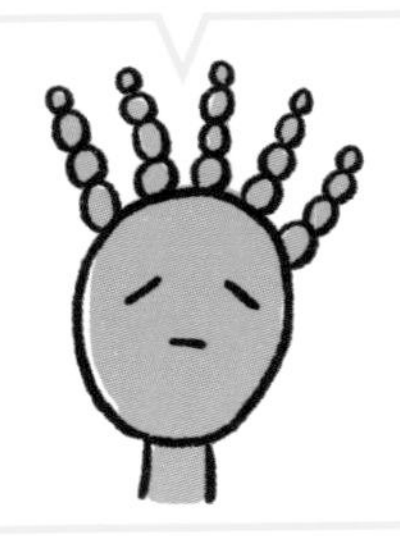

种类多达数十万种（菌菇也属于真菌）。真菌的繁殖方法包括有性生殖、孢子繁殖和营养繁殖（如菌丝断裂，每一条断裂的菌丝小段都可发育成一个新的菌丝体）等，具体视类型而定。

具有代表性的真菌：白癣菌、念珠菌、霉菌等。

直径约0.1mm
（100μm）

头发

免疫基础知识 3

# 病原体如何传播？传播途径详解

人传人的疾病主要有以下传播途径。

① 飞沫传播：飞沫指咳嗽、打喷嚏或说话时排出的细小飞沫。感染者的唾液、鼻涕等体液中含有病原体。一旦吸入这样的飞沫，或是让飞沫黏附在鼻腔或口腔的黏膜上，就有可能感染病原体。

② 接触传播：除了与感染者直接接触（比如握手），触摸感染者碰触过的东西也有可能造成接触传播。门把手、电梯按钮这种经常有人触摸的物品就很有可能附着病原体。触摸过这些物品后无意识地碰触嘴巴等人体部位，就有可能“引狼入室”。

③ 空气传播：咳嗽与喷嚏产生的飞沫在水分蒸发后剩下的那部分被称为“飞沫核”。飞沫核非常轻，可飘浮在空气中。含有病原体的飞沫核一旦被吸入或通过手进入人体，就有可能造成感染。

④ 经口传播：病原体通过口腔进入身体（比如吃下带有病原体的食物）造成感染。

| 1 | 飞沫传播 | 通过咳嗽、打喷嚏或说话产生的飞沫传播。虽然人们普遍养成了佩戴口罩、咳嗽时用手遮挡的习惯，与他人交谈时仍需多加注意。 |
| --- | --- | --- |

### 咳嗽和喷嚏

由于感染者的鼻涕和痰液中含有大量的病原体，咳嗽、打喷嚏时产生的飞沫进入非感染者的眼睛、口鼻会造成极高的感染风险。不过飞沫会在水分重量的作用下迅速下落，飞行的最大半径约为 2 米。因此与对方保持 2 米以上的距离（保持社交距离）可在一定程度上规避飞沫传播的风险。

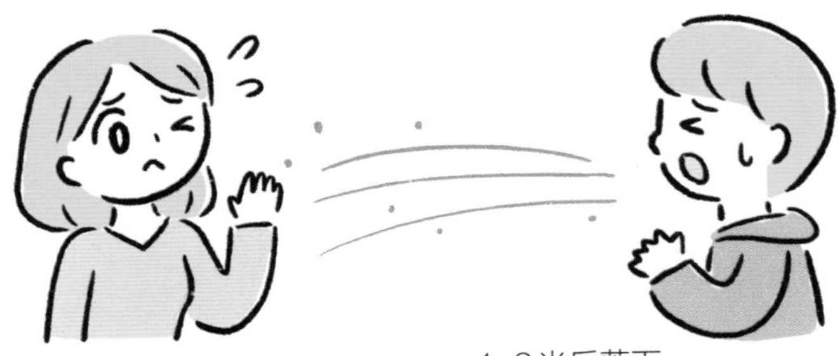

1~2 米后落下

### 说话时“喷出”的唾液

唾液中也可能含有病原体。无论你多么小心，都有可能在与人对话时喷出细微的唾液。口罩无法完全阻挡飞沫，但能有效缩小飞散的范围，请大家务必佩戴。“交谈时和对方保持一定的距离”也是有效防止传染的好习惯。

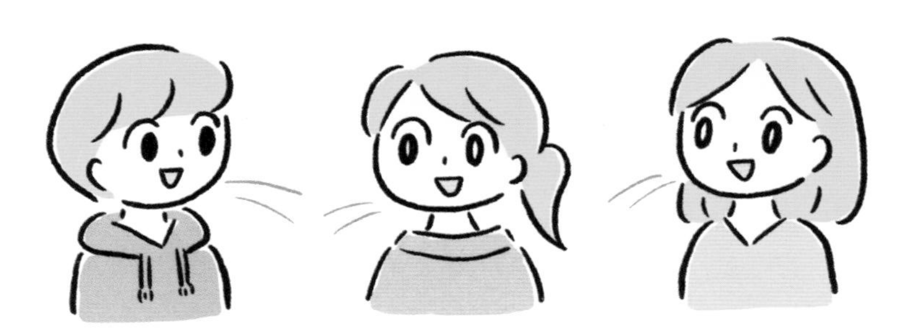

## 2 接触传播

除了直接接触感染者（如握手），触摸感染者碰触过的东西，用沾有病原体的手触摸嘴巴等部位也有可能造成感染。

### 握手与拥抱

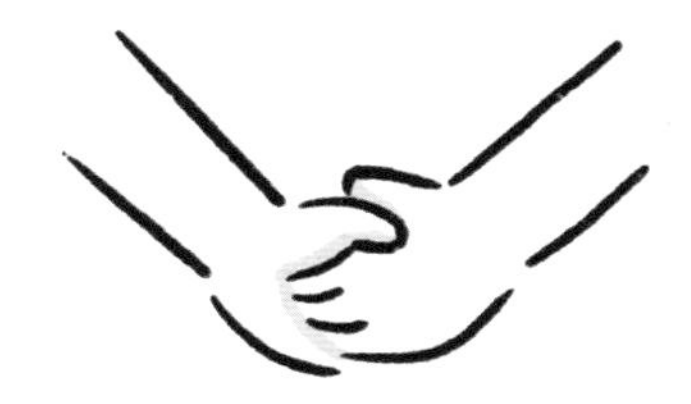

握手与拥抱都是“有温度”的沟通手段，但也存在一定的传染风险。如果手上因接触而黏附了病原体，再用手触摸口鼻或眼睛，病原体就有可能附着于黏膜。如果此时你的免疫力正处于比较弱的状态，病原体就会长驱直入，感染人体。

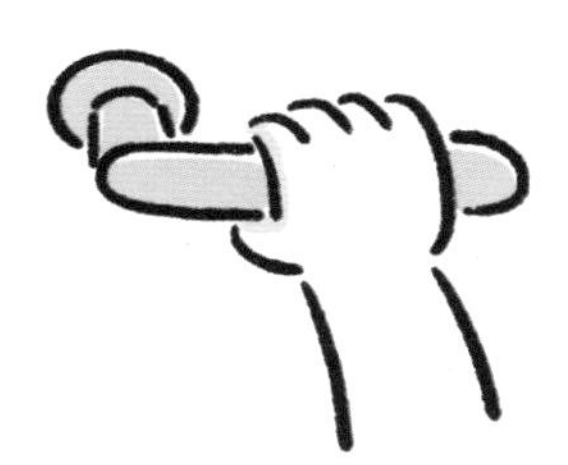

### 门把手与扶手

病原体也可以通过物体传播。如果你用手触摸了附有病原体的物体，再用这只手触摸面部，就有可能将病原体带入眼睛与口鼻。接触人数较多的地方（如门把手和扶手）需要格外注意，人员众多、组成也较为复杂的公共场所与办公室尤其危险。手部消毒工作一定要做好。

### 手机

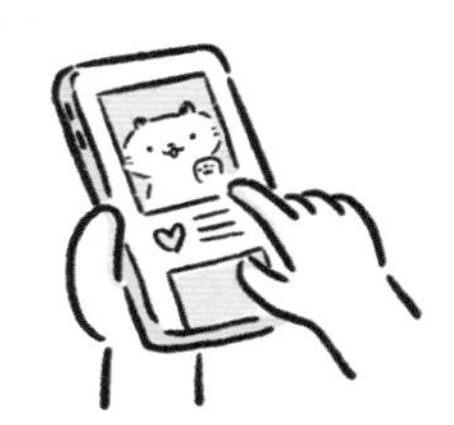

手机有可能携带各种病菌，千万不能大意。要是手机本身很脏，费尽心思清洁双手也是白费功夫。因此，手机也要尽可能保持清洁。

**单单接触是不会感染的，
用附着病原体的手触摸眼睛和口鼻才会感染**

#### 了解更多

### 病原体能存活多久

病原体的存活时间取决于细菌或病毒的类型以及它们所处的环境。研究结果显示，新冠病毒能在光滑平整的表面（如门把手和扶手）存活 72 小时。

| 3 | 空气传播 | 飘浮在空气中的病原体被吸入体内或通过手等途径入侵人体引发感染。由于病原体会随风四散，存在感染风险的范围相对较大。 |
| --- | --- | --- |

### 长时间飘浮在空气中的病原体

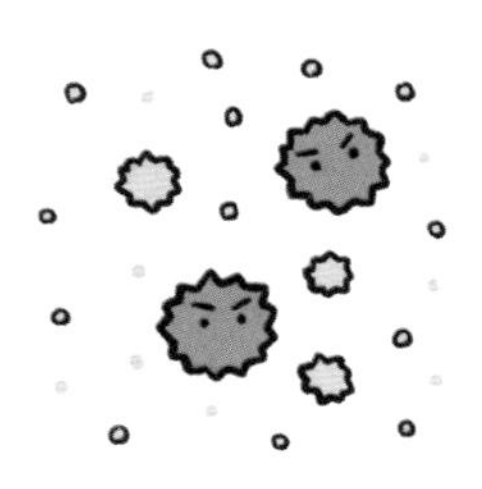

含有病原体的飞沫在空气中失去水分后，剩下的蛋白质和病原体便形成“飞沫核”（直径 <5μm）。由于飞沫核极小且轻，它们能长时间飘浮在空气中，可通过气流大范围移动。人体一旦吸入这样的飞沫核就有可能染病。通过空气传播的典型传染病包括麻疹和肺结核等。

#### 了解更多

### 何谓气溶胶传播

气溶胶是指悬浮在大气中的微小颗粒。吸入含有病原体的气溶胶与吸入飞沫核同样危险。研究数据显示，气溶胶状态的新冠病毒能在空气中飘浮 3 小时之久。

| 4 | 经口传播 | 病原体也有可能与食物或饮品一同通过口腔进入人体。为杜绝这方面的风险，请大家务必在烹饪前洗手，并对炊具进行消毒。 |
| --- | --- | --- |

### 被病原体污染的食物

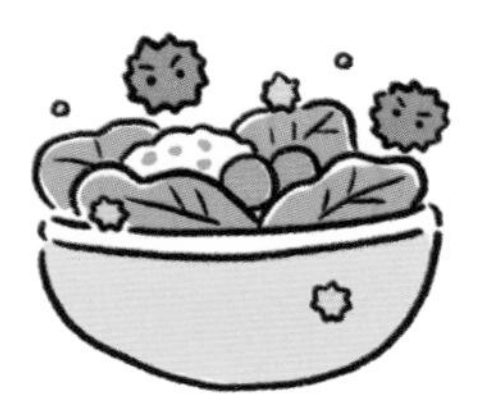

就算食物被细菌或病毒污染，我们也可以通过“加热”将其杀灭。可要是食物没有得到充分加热，就存在一定的感染风险。未经加热的生吃食品需要格外注意。烹饪前务必做好手与炊具的消毒工作。典型的经口传播病原体有诺如病毒、沙门氏菌等。

#### 了解更多

### 谨防粪口传播

新冠病毒的感染者也会出现肠炎、腹泻等症状，因此有可能通过厕所传播（这也是经口传播的类型之一）。除了勤洗手，冲水前盖上马桶盖、用酒精消毒门把手和马桶坐垫也是有效的对策。

免疫基础知识 4

# 免疫与血液中的白细胞高度相关

如前所述，皮肤、黏膜和免疫细胞是免疫系统的重要组成部分，构成了保护人体的三道屏障。

病原体一旦突破皮肤、黏膜的物理和化学屏障侵入体内，免疫细胞便会挺身而出。最先冲上前线的“敢死队”包括白细胞家族的巨噬细胞、树突状细胞和中性粒细胞等。其实“白细胞”是一个统称，可以细分出许多种类。顺便一提，当自主神经系统的交感神经占主导地位时，粒细胞会有所增加，提升人体对细菌和其他病原体的抵抗力。

第二批冲上前线的则是T细胞、B细胞等淋巴细胞。虽说淋巴细胞是白细胞的一种，但它们不仅存在于血液中，在淋巴液中的含量更高，因此而得名。当自主神经系统的副交感神经占主导地位时，淋巴细胞会相应增加，增强人体对病毒和癌细胞的抵抗力。

这些免疫细胞各司其职，有的负责“吃”掉病原体，有的会提醒其他细胞体内存在病原体，有的能制造出对抗病原体的最佳武器。它们总是团结一心，携手对抗病原体。

## 血液的成分

血液可大致分为血浆和血细胞。白细胞就是血细胞中的一个大类，包含多种与免疫高度相关的细胞。

### 血液

**血浆** 由水、蛋白质等物质组成。能有效防止液体成分渗出血管，并与血液中的物质相结合，实现高效运输。

**血细胞** 血液中的细胞，包括红细胞、白细胞等。

#### 红细胞

负责与氧分子结合，将其运送到身体的各个部位。血液之所以呈红色，就是因为红细胞中含有的血红蛋白。

#### 血小板

具有凝固作用的血细胞。血管受损时，血小板会形成止血栓修复伤口。

#### 白细胞

包含多种参与免疫机制的细胞，有些通过吞噬杀灭病原体，有些负责警告其他细胞有病原体入侵。

- 巨噬细胞；
- 树突状细胞；
- 粒细胞（中性粒细胞、嗜酸性粒细胞、嗜碱性粒细胞）。

#### 淋巴细胞

T 细胞、B 细胞、NK 细胞。

免疫基础知识5

# 免疫分为固有免疫与获得性免疫

看到这里，读者朋友们应该已经对保护人体的免疫系统及其运行机制有了一个大致的概念。那就让我们再深入一步——免疫可分为两种，即“固有免疫”和“获得性免疫”。

固有免疫是人体与生俱来的，包括物理屏障和化学屏障，如皮肤、黏膜和有杀菌作用的分泌物。若有病原体突破这些屏障侵入人体，免疫细胞就会冲上前线，而最先反应，负责吞噬外敌的细胞也是固有免疫团队的一份子。

顾名思义，获得性免疫是通过感染疾病“获得”的免疫。参与这种免疫的细胞会记录病原体的信息，学习有效的攻击方法。具体来说，它们会生成对抗化学物质与入侵病原体的专用武器——抗体，对敌人发起攻击。它们会在病原体进入体内后记忆相关信息，以便下次遇到同样的病原体时做出更快的反应。如此一来，我们就不容易染病了，即便被感染，病情也不至于太危重。这就是所谓的“免疫记忆”。

## 固有免疫团队

### 与生俱来的免疫

固有免疫是人体与生俱来的免疫机制，其特点是能够对病原体的入侵迅速反应。

团队成员各司其职，有的负责吃掉病原体，有的负责传递病原体信息，有的负责破坏被病原体感染的细胞。捕食病原体的细胞被统称为“吞噬细胞”。

**NK细胞**

自然杀伤细胞。一种淋巴细胞，负责吞噬被病毒感染的细胞和癌细胞。

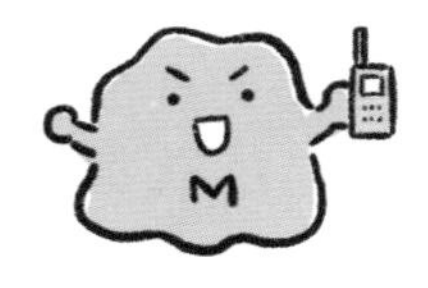


**巨噬细胞**

吞噬病原体，并将相关信息传递给T细胞。它们还能消灭病原体，防止感染进一步扩散。

**树突状细胞**

表面有树枝状突起，因此得名。它们会吞噬病原体，并将其信息传递给T细胞。

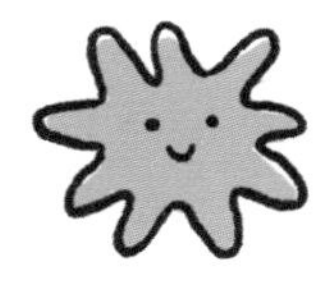

**粒细胞**

**嗜碱性粒细胞**

参与过敏反应，辅助中性粒细胞。

**嗜酸性粒细胞**

对抗寄生虫感染和过敏性疾病。

**中性粒细胞**

通过吞噬病原体杀灭外敌。占白细胞的40%~70%，数量最多。

## 获得性免疫团队

### 识别并记忆人体感染的病原体

获得性免疫是记录病原体信息并记忆其攻击方法的机制，因此这种免疫是通过“感染”获得的。参与获得性免疫的细胞会根据固有免疫团队的细胞提供的信息制订攻击计划，产生最适合攻击的抗体。

**浆细胞**

由B细胞分化而来。得知病原体入侵后，部分B细胞会转化为浆细胞，生成针对该病原体的抗体。

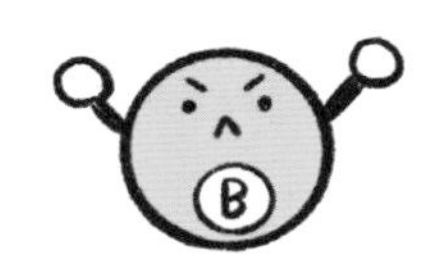


**T细胞**

包括辅助性T细胞和杀伤性T细胞等，前者根据信息指挥B细胞产生抗体，后者负责杀死被病原体感染的细胞。

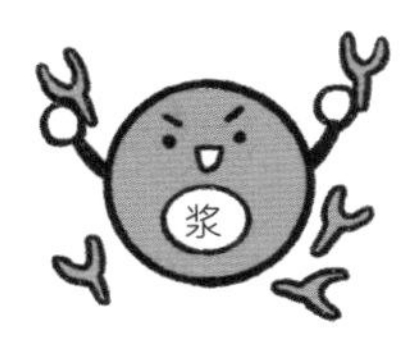


**B细胞**

生成针对病原体的抗体，并记忆生成过一次抗体的制造方法。

免疫基础知识6

# 免疫细胞如何抵御外敌

如前所述，固有免疫和获得性免疫这两支团队的每种细胞都有各自的职责，它们会联手对抗病原体。下面就让我们深入了解一下它们抵御外敌的具体过程吧。

当病原体入侵人体时，固有免疫团队的细胞会迅速做出反应。首先，巨噬细胞和中性粒细胞等免疫细胞会通过吞噬杀灭病原体，并通知其他细胞“有外敌入侵”。与此同时，树突状细胞负责摄取抗原（关于敌人的信息），加以读取，并传递给T细胞。NK细胞的攻击对象是因感染病毒变质的细胞与癌变的细胞。

获得性免疫团队来得虽晚，攻击力却更为强大。杀伤性T细胞负责攻击巨噬细胞无法应对的病毒。辅助性T细胞则根据树突状细胞递呈的抗原信息，命令B细胞生成抗体。于是B细胞奉命制造抗体，用于攻击病原体。抗体是对抗病毒感染的终极武器。T细胞与B细胞会记忆抗原信息，以便在同一种病原体再度入侵时更快地做出反应。

# 固有免疫与获得性免疫的运行原理

免疫细胞如何各司其职？让我们依次了解一下。

异物
入侵时

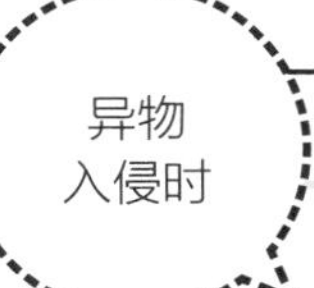

**固有免疫团队最先反应**

固有免疫是反应迅敏的“敢死队”，
擅长对付细菌、真菌和微生物等病原体。

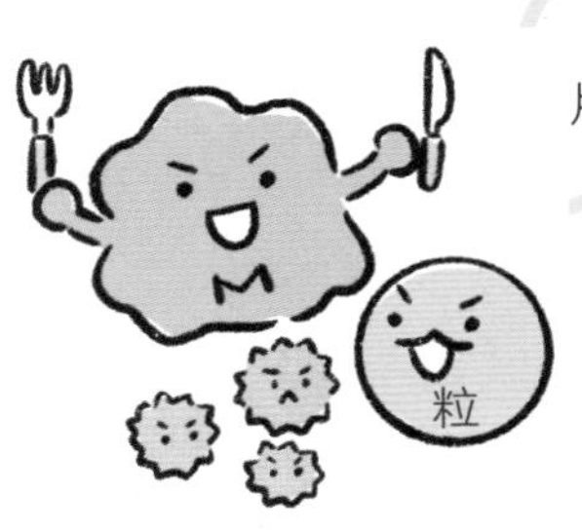


**巨噬细胞和中性粒细胞吞噬异物**

巨噬细胞会吞噬细菌和死去的细胞，打扫战场。它们还会发出信号，呼唤中性粒细胞和其他吞噬细胞。

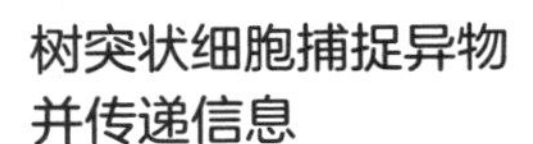

**树突状细胞捕捉异物并传递信息**

树突状细胞是传递异物信息的信使，存在于全身的皮肤和黏膜中。它们会摄入侵入人体的异物，读取抗原信息，然后迁移到T细胞所在的淋巴结中传递信息。

迁移到
淋巴结中
传递信息！

摧毁
整个细胞！
NK

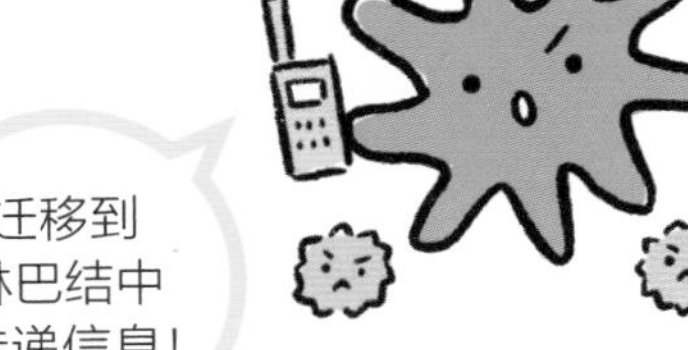

**NK细胞攻击被异物感染的细胞**

NK细胞负责杀灭异常细胞。它们针对被病毒感染的细胞或癌细胞发起进攻，通过释放颗粒酶等细胞毒性颗粒诱导细胞凋亡。

如果单靠固有免疫团队还不够……

## 固有免疫难以应对的异物交由获得性免疫团队处理

获得性免疫团队能以更强大的武器攻击外敌。

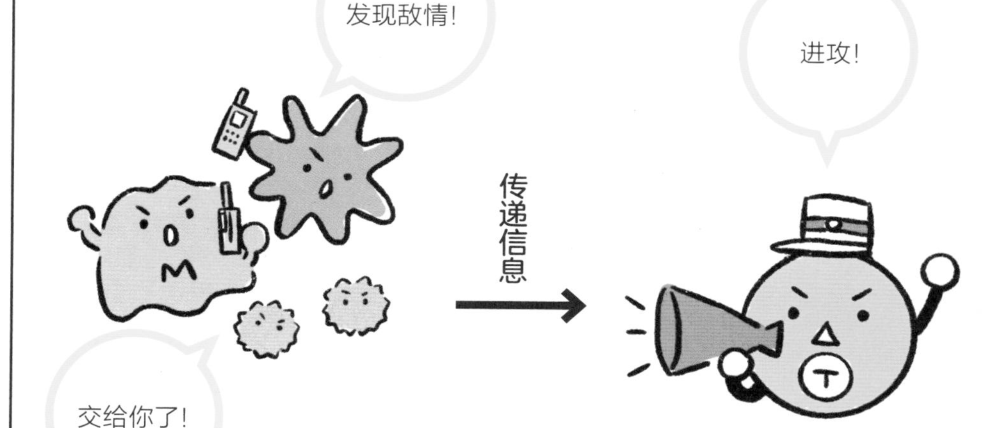


### 巨噬细胞和树突状细胞向辅助性T细胞传递信息

巨噬细胞和树突状细胞摄入病毒后，会将其信息展现在自己的细胞表面，以告知其他细胞。这些信息会被传递给T细胞，也就是获得性免疫团队的进攻主力。

### 辅助性T细胞向各个细胞发出指令

在各种T细胞中，辅助性T细胞扮演着“指挥官”的角色。它们会读取收到的信息，识别病毒的性质并制订进攻计划，然后释放细胞因子等用于传递信息的物质，向杀伤性T细胞和B细胞发出指令。

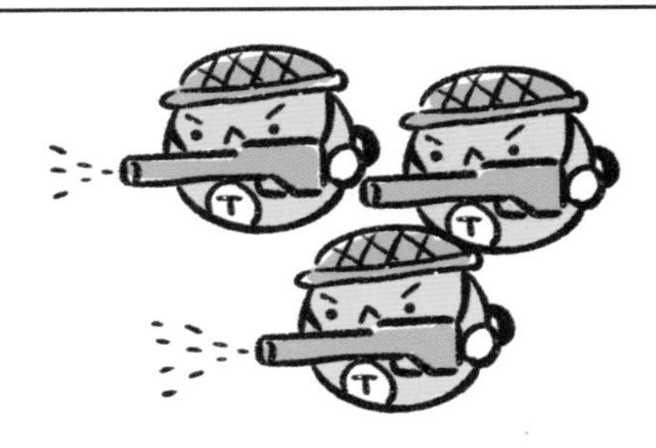

### 杀伤性T细胞释放颗粒酶攻击外敌

收到辅助性T细胞的指令后，杀伤性T细胞的数量会急剧增加，杀伤力也会直线上升。它们能释放出颗粒酶，破坏病毒本身，诱导被病毒感染的细胞凋亡。

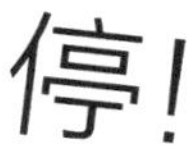


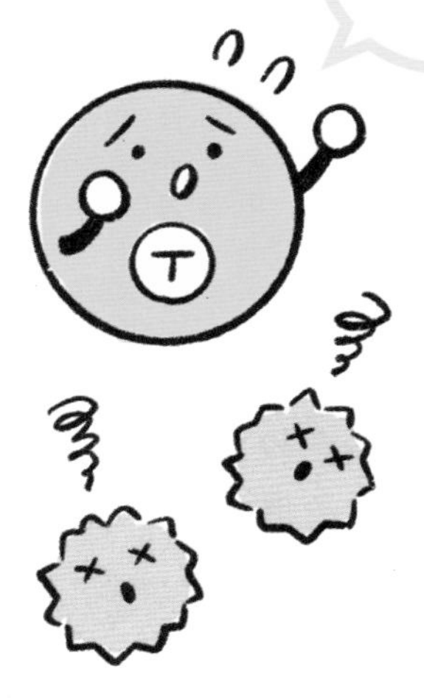

### 调节性T细胞负责喊停

由于杀伤性T细胞极具攻击性，若不加以控制，连正常细胞都有可能遭殃。所以杀灭病毒后，调节性T细胞便会出面喊停。

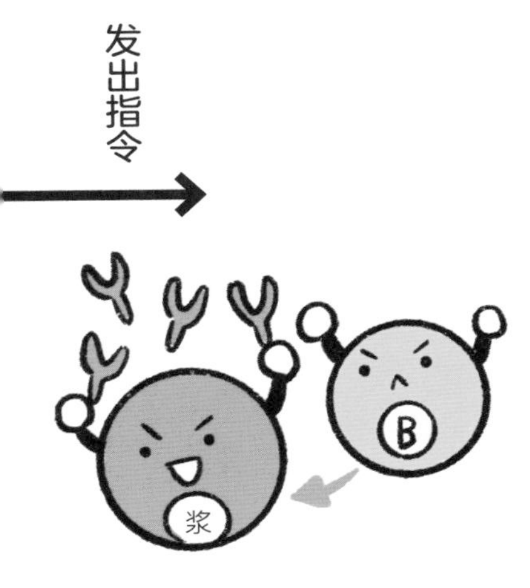


### B细胞利用它们产生的抗体发动攻击

接到辅助性T细胞的指令后，B细胞分裂增殖，分化成浆细胞。它们会生成仅对这一种病毒的抗原具有极强攻击力的抗体（详见P024），用作进攻的武器。抗体能附着在抗原上，完成中和反应。

了解更多

### 细胞因子风暴和调节性T细胞之间的联系

如果调节性T细胞未能及时阻止攻击，就有可能引发失控的免疫反应，即“细胞因子风暴”。研究表明，新冠肺炎重症患者体内负责攻击病原体的T细胞被过度激活，调节性T细胞却不够活跃，进而导致了失控的炎症反应。

免疫基础知识 7

# 群体免疫与训练免疫

新冠病毒让“群体免疫”一词走进了人们的视野。世界各国都希望早日实现群体免疫，因为这种状态能有效抑制病毒的传播。一个群体中若有相当比例的成员获得了免疫力，即可降低群体整体的感染率，这就是所谓的“群体免疫”。实现群体免疫需要群体成员实际感染病毒或接种相关疫苗，在体内生成抗体。至于有抗体者的占比需要高于多少，则取决于病原体的感染力。就新冠病毒而言，专家认为在70%的人口具有免疫力的状态下，就可以实现群体免疫。

与此同时，“训练免疫”这一概念也吸引了全社会的关注。训练免疫是一种通过接触各种病原体、接种疫苗，锻炼固有免疫的机制。简单来说就是增强人体原有的抵抗力，使其更容易抵御没有感染过的传染病。虽说人体也能借助获得性免疫产生抗体，但抗体效力的持续时间视传染病的种类而定。有报道称，新冠病毒抗体的效力可持续数月，但目前学界尚无定论，因此人们对训练免疫的作用寄予厚望。

# 传染病的传播与人群免疫力密切相关

要想有效抑制在人际间传播的传染病，下面这两种“免疫”的作用至关重要。

## 群体免疫

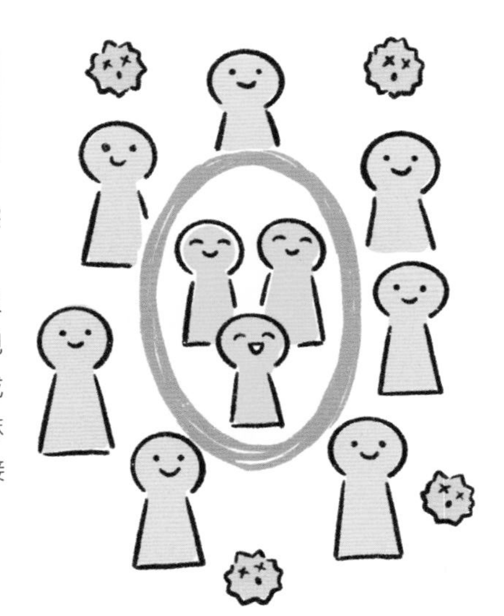

**当大多数人对某种传染病免疫时，感染的概率就会降低**

所谓“群体免疫”，就是群体的大部分成员具有对某种传染病的抵抗力的状态。要想实现这种状态，需要群体的大部分成员通过感染或接种疫苗产生抗体。以麻疹病毒为例，由于麻疹的传染性非常强，只有在95%以上的人口接种麻疹疫苗的状态下才能实现群体免疫。

## 训练免疫

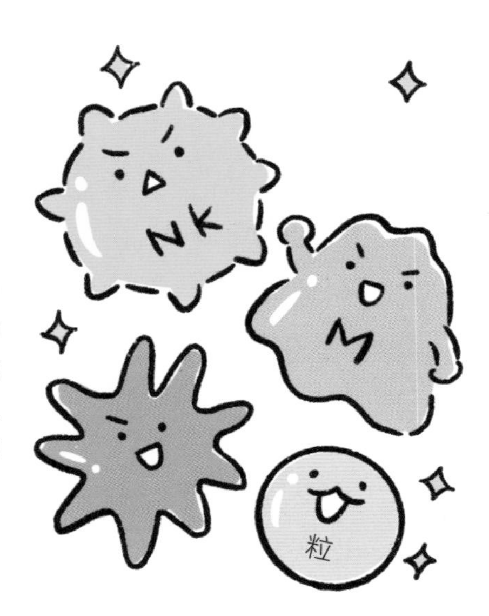


**通过以往的感染提升固有免疫力，有效应对新的传染病**

所谓“训练免疫”，就是通过感染（将各种病原体摄入体内）或接种疫苗提升固有免疫的水平。固有免疫不同于获得性免疫，抵抗力的形成与抗体无关。通过这样的训练，人体可以更游刃有余地应对之前从未感染过的各种未知病原体。

免疫基础知识 8

# 诱发重症的“细胞因子风暴”

感染新冠病毒的症状因人而异，而且个体差异非常大。但研究结果显示，导致重症的一大因素是“细胞因子风暴”，即“失控的免疫反应”。

以感冒为例：在人体感染感冒病原体，导致喉咙等部位的身体细胞产生炎症时，细胞因子就会被分泌出来。通常情况下，细胞因子会激活免疫细胞与炎症反应，加速血液流动，为免疫细胞的聚集创造条件。而病毒的活性也会随着体温的升高而下降。这就是人体抗击病毒的方法。

然而在细胞因子被过量分泌时，受其刺激的细胞会分泌更多的细胞因子，导致炎症疯狂扩散到毛细血管和其他血管与器官，引发衰竭。这就是所谓的“细胞因子风暴”。若不及时介入，连免疫细胞都会过度反应，进而攻击人体的正常细胞，导致发烧、疲劳和头痛等症状进一步恶化。此外，由于细胞因子具有凝血作用，其过度分泌会提高血栓在全身形成的概率。在这样的环境下，免疫细胞难以发挥其原有的作用。

# “细胞因子风暴”是失控的免疫反应

“细胞因子风暴”是导致重症的一大因素。风暴骤起时，体内究竟发生了什么？

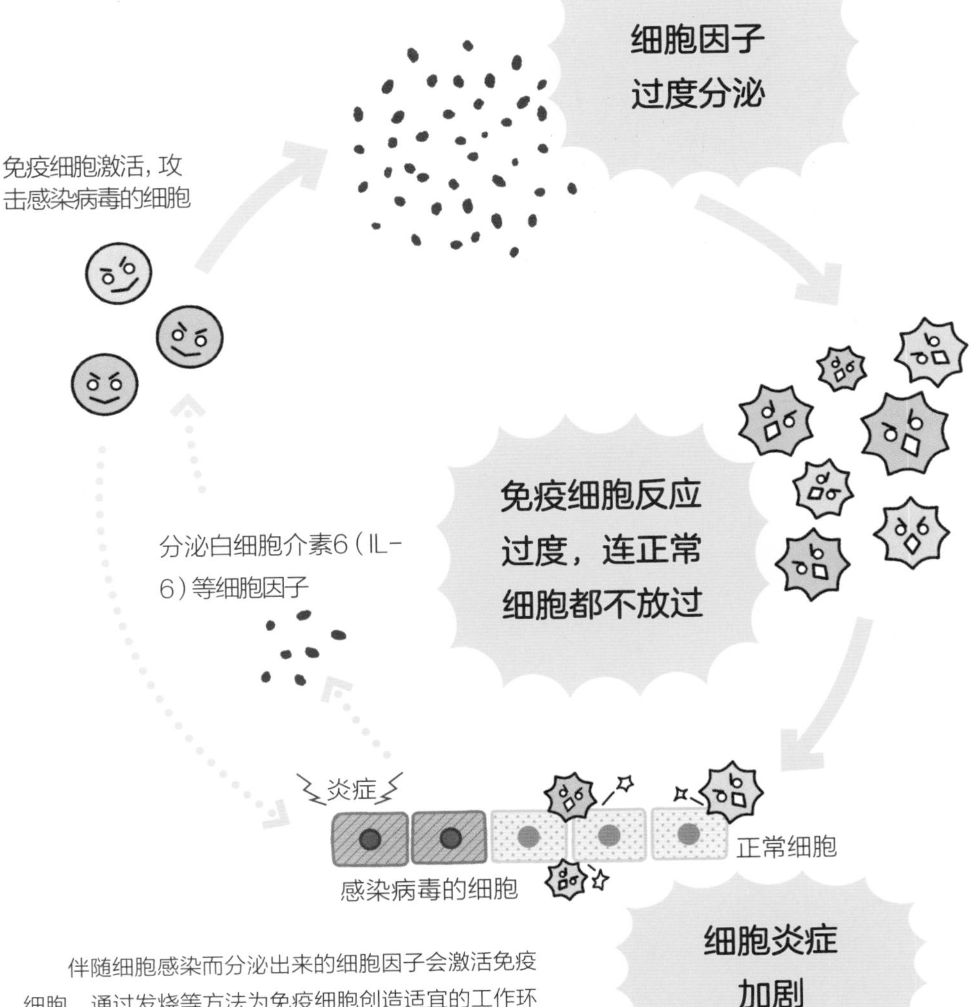


伴随细胞感染而分泌出来的细胞因子会激活免疫细胞，通过发烧等方法为免疫细胞创造适宜的工作环境，只攻击受感染的细胞——这是正常的防御流程。但在“细胞因子风暴”发生的状态下，免疫细胞会被过度激活，连正常细胞都不放过，导致细胞炎症加剧。于是人体就会分泌出更多的细胞因子，从而形成恶性循环。

专栏

# 通过接种疫苗抗击传染病

了解接种疫苗如何帮助人体预防感染和常见的不良反应。

接种疫苗

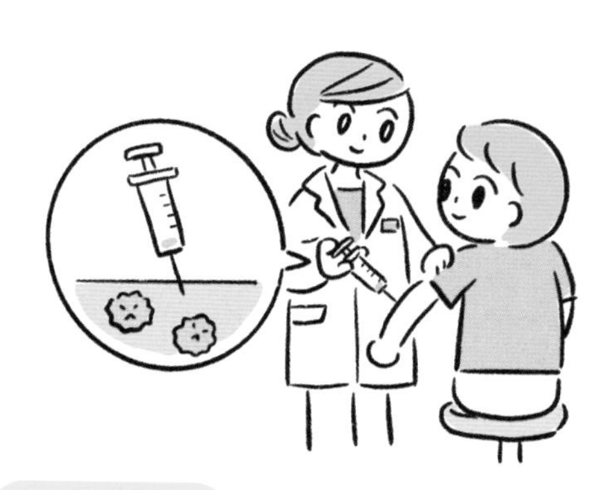

用注射器将减毒或灭活疫苗注入体内（也有口服的疫苗），让人体进入“轻微感染该病症”的状态。

了解更多

**不同的制造方法造就了不同的疫苗**

“减毒活疫苗”使用的是削弱毒性的活病原体，能让人体产生与自然感染相同的免疫力。“灭活疫苗”由灭活的病原体制成，仅接种一次产生的免疫力不高，因此要多次接种。“类毒素疫苗”由去除了毒素的病原体制成，不易引起不良反应。目前世界各国正在针对新冠病毒研发 mRNA 疫苗等新型疫苗，关于不良反应的数据尚待收集。

## 接种疫苗是保护个人与社会不受传染病影响的必要措施

接种疫苗是防止传染病蔓延的利器。保护每个人免受感染的意义自不用说，大部分人接种疫苗也有助于全社会形成免疫屏障（即实现群体免疫），尽可能减少传染病对社会的影响。

而且研究结果显示，连免疫细胞都有可能被新冠病毒感染。一旦陷入这样的局面，人体必然招架不住，因此接种疫苗尤为关键。

## 感染同款病原体时立即发动攻击

人体在疫苗的作用下记住了抗体的制造方法。于是在同款病原体入侵时，人体便能迅速生成抗体，击退外敌。

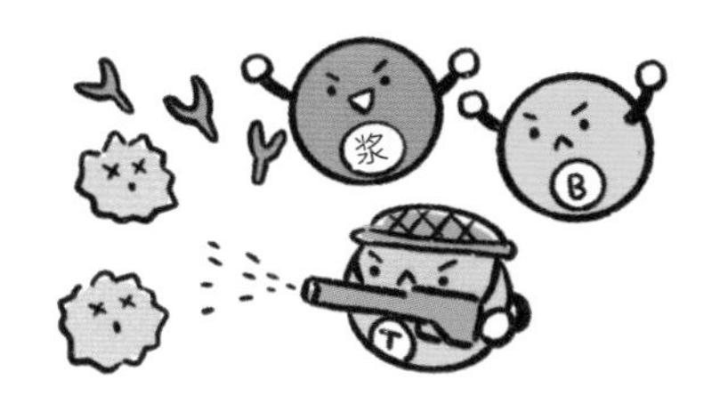


## 激活免疫功能，建立免疫记忆

体内的固有免疫团队为消灭抗原行动起来。获得性免疫团队的 T 细胞和 B 细胞受到刺激，记忆抗原信息和抗体的制造方法。

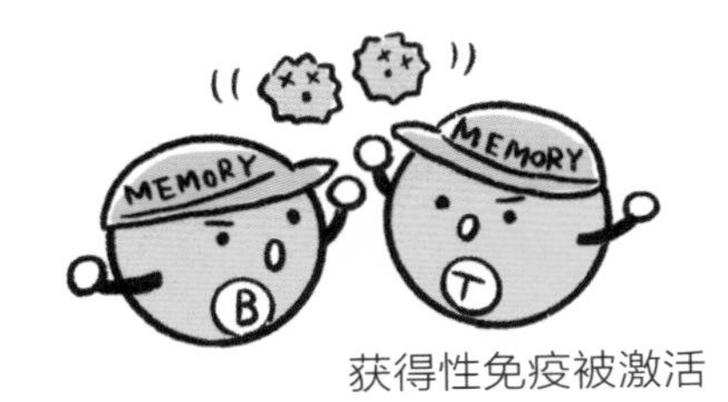


获得性免疫被激活

了解更多

### 通过疫苗构建的群体免疫

如果群体内有一定比例的个体具有免疫力，没有免疫力的人感染的风险也会有所下降，这就是所谓的“群体免疫”。在应对流感、新冠等有可能造成大面积感染的传染病时，通过接种疫苗构建群体免疫也许是一种有效的对策。

了解更多

### 记忆 T 细胞和记忆 B 细胞

体内因感染或接种疫苗产生抗体时，T 细胞、B 细胞等免疫细胞会记下该病原体的信息，转化为记忆 T 细胞和记忆 B 细胞。如此一来，人体就能在同款病原体入侵时迅速产生抗体，不至于表现出症状，即便有症状也多为轻症。

疫苗是用削弱或丧失毒性的病原体或其部分基因制成的人工制剂。接种后，有效成分会被树突状细胞吸收，刺激T细胞和B细胞，从而建立免疫记忆。获得免疫后，人体会对该病原体迅速做出反应，如此一来便能有效降低感染风险，即使不幸染病，也不容易发展成重症。而且也有研究数据显示，接种疫苗有助于加强固有免疫。

研发疫苗绝非易事，科研人员需要耗费大量的时间验证疫苗的功效，确认它不会引起严重的不良反应（详见P026），所以研发周期往往很长。

# 1 抗体知多少

抗体 = B细胞产生并释放的蛋白质

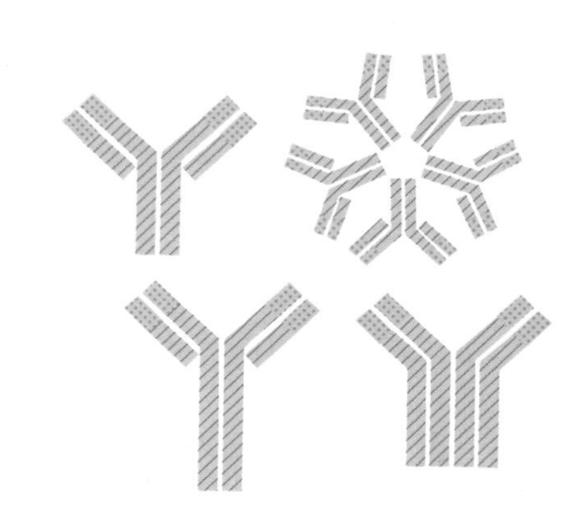

抗体是B细胞根据T细胞自病原体读取的信息产生并释放的蛋白质，又称“免疫球蛋白（Immunogloblin，Ig）”。其顶端呈Y字形，可与病原体结合，识别并中和它们。

抗体的类型

| | |
|---|---|
| IgG | 占总免疫球蛋白的70%~75%，是血液中最常见的抗体。负责中和病原体毒素，促进吞噬细胞的吞噬作用。婴儿构筑起免疫系统之前，全靠胎儿时期继承自母亲的IgG来保护自己。 |
| IgM | 占总免疫球蛋白的10%左右，由5个基本的Y形结构组成。人体感染病原体后，IgM是最先被B细胞生成的抗体，而且会在短期内迅速增加。换句话说，IgM在免疫机制的早期阶段发挥着重要作用。 |
| IgA | 大量存在于血清、鼻涕、唾液、母乳和肠液中，占总免疫球蛋白的10%~15%。可细分为两类，一类具有单一的基本Y字形结构，另一类则是多个Y字形结构组合而成。 |
| IgD | 占总免疫球蛋白的不到1%，有研究表明IgD可能参与启动B细胞产生抗体。 |
| IgE | 在血清中含量最低，在出现过敏反应时发挥作用，参与寄生虫感染免疫。 |

## 接种疫苗后，B细胞产生抗体

免疫细胞中的B细胞根据病原体的信息生成的特制武器就是“抗体”。抗体是一种蛋白质，对应的病原体一旦出现，抗体就会附着其上进行中和，保护人体免受侵害。

人体产生的抗体可大致分为上述5类，特性和作用各不相同。而B细胞拥有基因重组系统，理论上能产生无限种抗体。

从接种疫苗到产生抗体（获得性免疫成立）一般需要1~2天的时间，并

## 通过抗体检测确定感染时间

我们可以通过检测血液中的抗体量确定个体是否感染，并推测感染时间。“高IgM+低IgG”说明患者处于感染的早期阶段，而“高IgG+低IgM”表明感染发生在三周至数月前。不过准确检测IgM的难度极高。

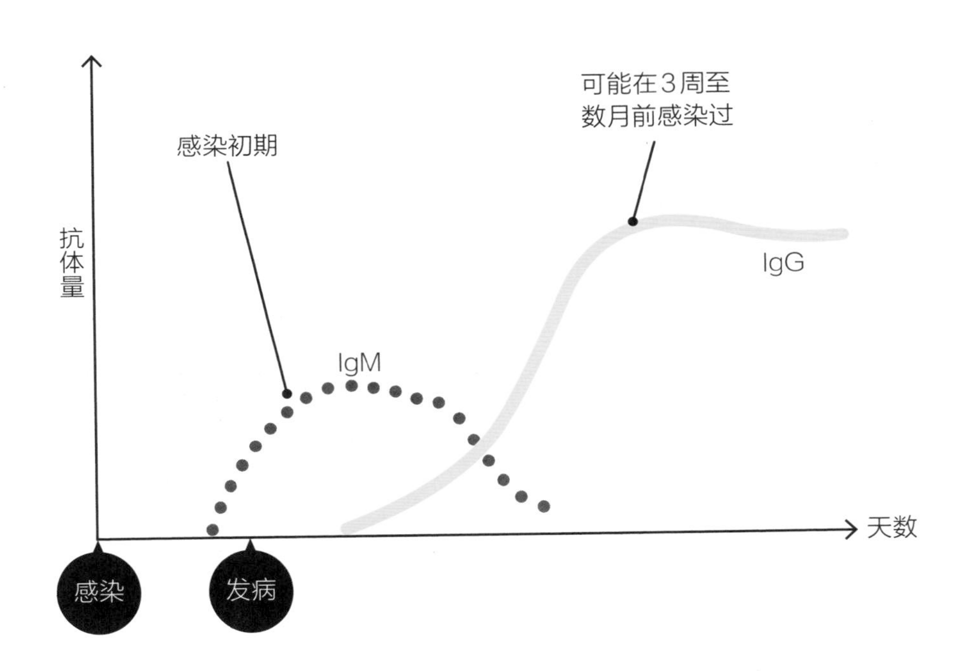


不是刚打完疫苗就能立即生效，请大家多加注意。

我们还可以利用抗体的生成机制来检测某人是否感染，这就是所谓的“抗体检测”。如果某人明明没有接种过疫苗，血液中却有特定病原体的抗体，那就能证明他已经感染过了。

此外，由于IgM约在感染一周后出现，而IgG出现于感染后3周左右，所以我们能根据这两种抗体的数量判断感染时长，进而推测出感染发生的时间。

# 2 科学认识不良反应

## 不良反应缘何而来

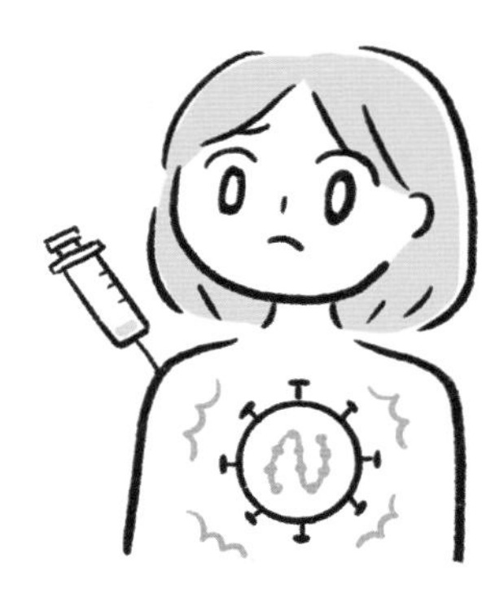

### 疫苗本身的影响

部分接种减毒活疫苗的人会被病原体感染。但发生这种情况的概率极低，症状也很轻微。针对新冠病毒的 mRNA 疫苗是一种新型疫苗，可能会引起未知的不良反应。

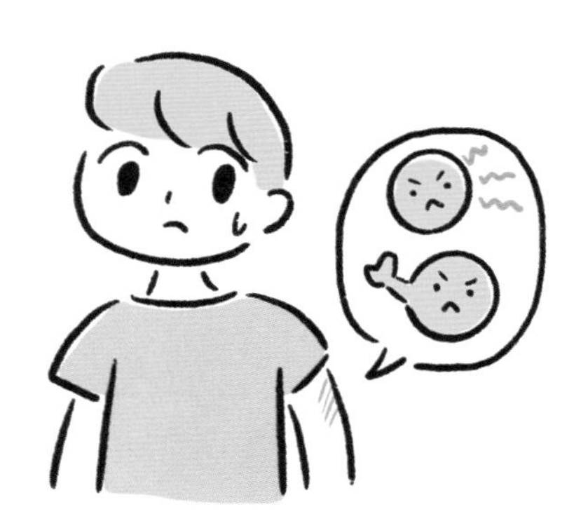

### 免疫机制造成的不良反应

人体会将接种的疫苗判定为异物，因此体内自身的免疫机制也有可能造成不良反应。部分人会出现激烈的全身过敏反应，因此接种疫苗后需观察一段时间。

## 接种疫苗造成的不良反应

有些人会在注射疫苗后出现发烧、接种部位肿胀等症状，这就是所谓的不良反应。

大多数不良反应源于人体自身的免疫机制。只要接种的是得到有关部门批准的疫苗，接种人体质本身没有问题的话，不良反应的症状一般都是比较轻微的，而且往往会在短时间内消失。对比实际感染疾病的风险，疫苗的不良反应显然是在可承受范围内的一种风险。如果你的身体本身没有

### 常见的不良反应

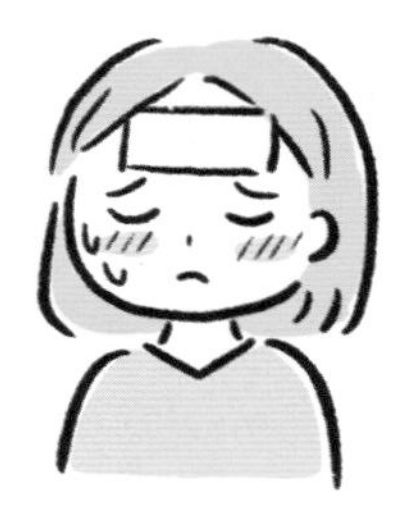
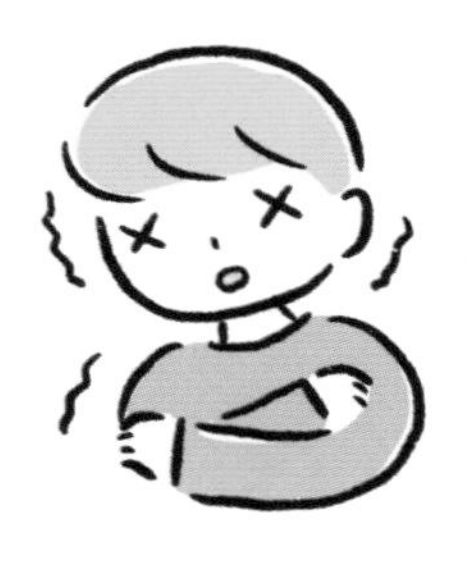

**接种部位肿痛、发烧、发冷**

接种后 48 小时内都可能会出现接种部位肿痛、轻度发热和伴随发热的全身发冷。一般在 2~3 天内消失。

**头痛、肌肉酸痛、乏力**

头痛、肌肉酸痛和乏力也是比较常见的不良反应，通常在 2~3 天内消失。

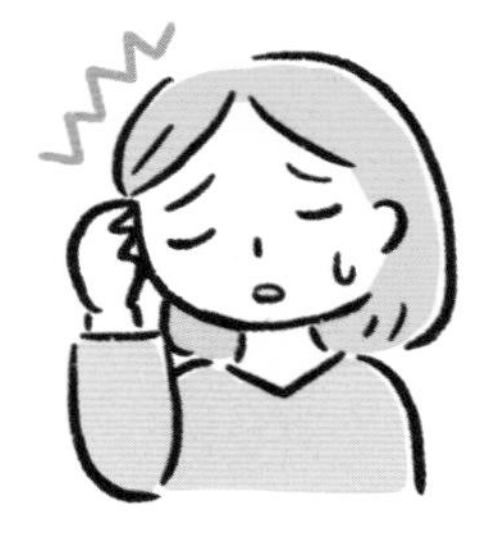
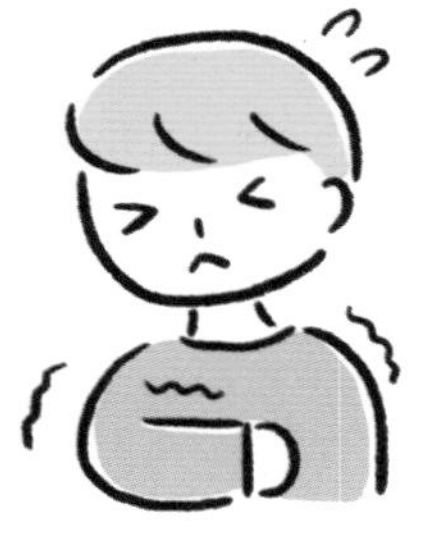

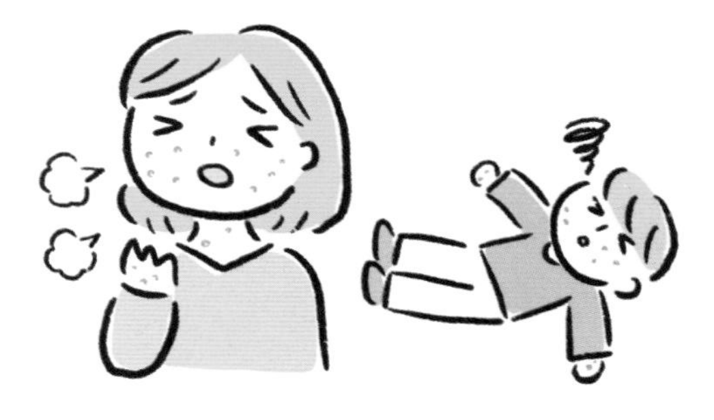

**过敏反应**

接种后也可能会出现瘙痒、皮疹、肿胀等过敏反应。全身过敏反应是一种急性多器官过敏反应，情况严重时可能危及生命，须多加注意。

问题，那就不必因为惧怕不良反应而对接种疫苗产生不必要的恐惧。

虽说概率极低，但发生严重不良反应的可能性确实存在。全身过敏反应便是其中之一，表现为多个器官出现过敏症状，严重时可能危及生命。接种疫苗引发的全身过敏反应大多发生在接种后的30分钟内，因此原地留观半小时非常必要。如此一来，万一出现不良反应也能及时得到专业救助。

# Part 2

# 人体机制与身体不适的关系

本章将重点介绍与免疫力密切相关的毛细血管、自主神经、肠道环境和细胞呼吸这四个要素，分别详解它们各自的功能，以及它们会在什么样的状态下导致健康问题，引起不适。

# 毛细血管老化引发种种健康问题

不知道大家有没有听说过“血管年龄”这个词。最近的研究表明，身体年龄与血管年龄密切相关。如果一个人长期处于高血脂、高血压的状态，血管就会受损硬化，使血液通道变窄——这就是“动脉硬化”，是一种不良的血管状态。向心脏输送血液的冠状动脉因动脉硬化被堵塞，便会发展成危及生命的“急性心肌梗死”。

涉及大血管的疾病广为人知，但很少有人知道毛细血管状态不良也会危及健康。毛细血管占人体血管总量的99%，遍布全身的各个角落。毛细血管堵塞虽不致于立即毙命，但其功能一旦受损，血液循环就会变得不顺畅，身体就一定会受到影响。

肩颈酸痛、腰痛、胃炎、痛经等身体不适，以及色斑、皱纹等皮肤问题也许都是相关部位或器官的毛细血管老化所致。如果堵塞的是大脑中的毛细血管，大脑供氧量必然会受到影响，久而久之甚至有可能导致阿尔茨海默病。可以说，毛细血管的状态也是影响健康的一大因素。

# 毛细血管老化引发的疾病

身体各处的小毛病也许是老化的毛细血管在作祟。不及时介入恐成大病。

### 大脑毛细血管出问题

毛细血管堵塞
↓
发生轻微脑梗死
↓
认知障碍

毛细血管堵塞造成大脑各处发生轻微脑梗死。大脑的供氧量在不知不觉中下降，最终发展成认知障碍。

### 子宫和卵巢的毛细血管出问题

供血不佳
↓
痛经、更年期综合征

子宫和卵巢周围的毛细血管一旦堵塞，这些器官的供血就会出问题，造成体寒与机能衰减，进而导致痛经和更年期综合征。

### 胃部的毛细血管出问题

黏膜受损
↓
胃炎

胃部的毛细血管一旦堵塞，氧和其他营养物质就很难到达胃壁的黏膜。保护黏膜的黏液也会随之减少，致使胃壁受胃酸侵蚀。

出现这些症状时，
影响可能已经波及全身了！

# 高碳水饮食对毛细血管的损伤

毛细血管健康与否与流经它们的血液质量有关。如果血流通畅，血液黏稠度不高，毛细血管就不会受损。但长期的高碳水饮食会导致血液黏稠度上升，而这样的血液极有可能损害血管的健康。

毛细血管由内皮细胞（血管内侧）和周细胞（贴在管壁外侧）组成。顾名思义，毛细血管是非常细的，直径不过0.01毫米。血液中的红细胞差不多也是这个直径，因此红细胞需要略微变形才能勉强通过毛细血管。

在血液因高碳水饮食而变得黏稠的状态下，红细胞会变硬或相互粘连，以至难以通过本就细小的毛细血管。起初不过是血管壁轻微受损，但损伤积少成多，就会造成血管堵塞或破裂。

不过毛细血管是可以自我修复的，充分调动这种自我修复能力将有助于维护血管健康。

## 高血糖的成因及其影响

长期摄入含糖量高的甜食和富含碳水化合物的食品，毛细血管内部就会发生这样的变化。

### 高碳水饮食

甜食、白米饭、面包和面条都含有大量的碳水化合物。不搭配膳食纤维，就会导致人体摄入过量的糖类物质。

### 导致高血糖

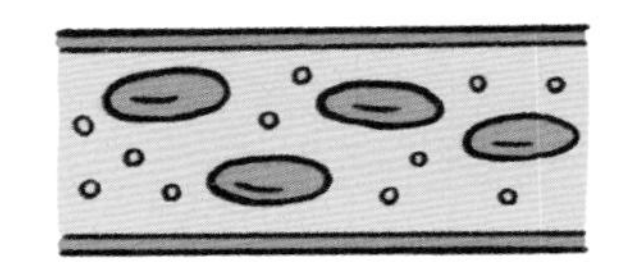

血液中糖分含量过高。具有降低血糖水平作用的胰岛素无法正常发挥其功能，便会造成糖尿病。

### 葡萄糖与血红蛋白结合

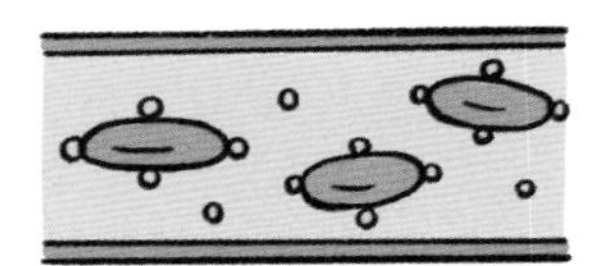

血红蛋白+葡萄糖

葡萄糖与红细胞中负责输送氧分子的血红蛋白结合，使红细胞失去弹性。糖类物质还会使血液变得黏稠。

### 红细胞无法顺利通过血管

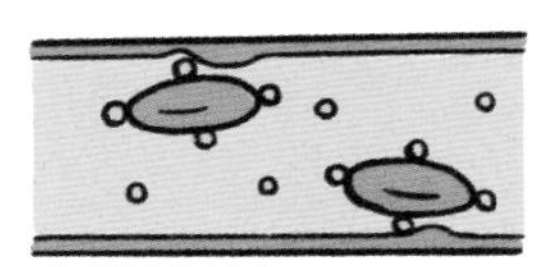

受损

红细胞撞击或黏附在血管壁上，造成损伤。损伤日积月累……

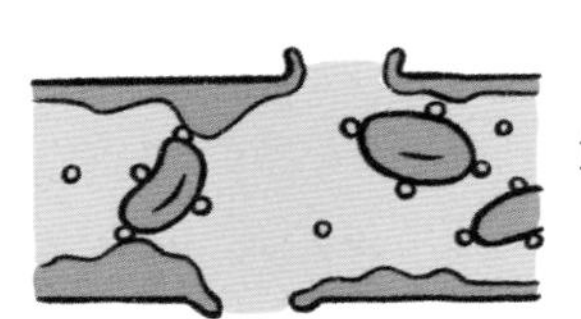

堵塞、破裂

红细胞无法通过血管，造成堵塞。血管壁的损伤也有可能导致血管破裂。血管一旦出现这种损伤，氧和营养物质就很难到达血管尽头的组织与器官。

### 毛细血管的修复功能

内皮细胞和周细胞分别能从血管的内侧和外侧修复受损的毛细血管。周细胞还有收缩血管、防止血液泄漏的作用。

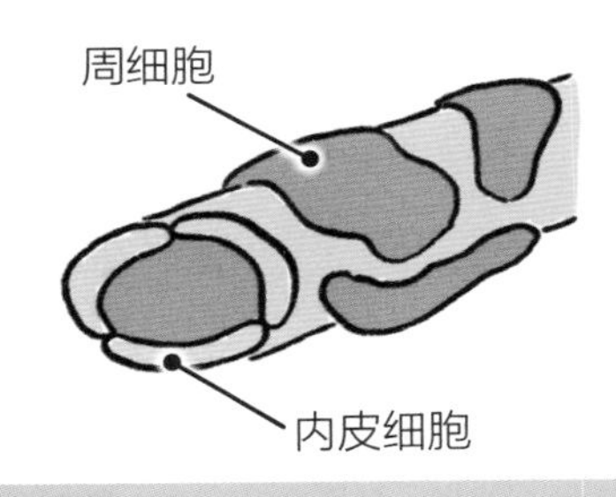

# 就怕毛细血管变成“幽灵血管”

毛细血管是人体进行生命活动时非常重要的器官之一。多亏了毛细血管，血液才得以在全身循环，并在循环的过程中将氧和营养物质输送给全身各处的细胞，并同时回收代谢废物。

然而，受衰老和不健康生活习惯的影响，毛细血管的数量会逐渐减少。研究显示，人到60多岁时的毛细血管数量仅为20多岁时的60%左右，更有一部分毛细血管会最终变成“幽灵血管”。

毛细血管确实有自我修复的能力（详见P032），但组成血管的细胞终究会随着年龄的增长而衰老，修复能力也会随之下降。届时，毛细血管便会变成一根根有破洞的软管，造成血液外漏，影响其原有的功能。久而久之，血液就不会流经这样的血管，“幽灵血管”就此诞生。

由于血流不畅，“幽灵血管”末端的细胞无法获取氧和其他营养物质，代谢废物也无从回收。在这种状态下，细胞就无法发挥原有的功能，进而引发种种不适症状与疾病。

好在刚出问题的“幽灵血管”是可以通过调整生活习惯挽救的，什么时候开始都不晚。好习惯还能帮助我们增加健康毛细血管的数量（详见Part 3）。

# “幽灵血管”害处多

血液循环受阻的组织会出现种种不适症状与疾病。

### 何为“幽灵血管”

指破裂渗血的毛细血管。久而久之，血液便不会流经这样的血管。因构成、修复血管的细胞衰老而产生。

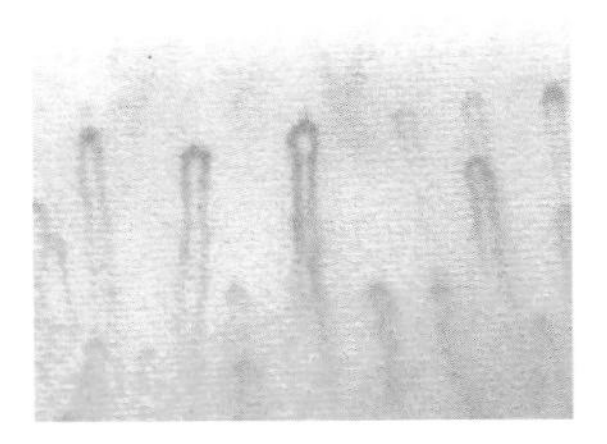

**正常的毛细血管**

直直伸出，转弯处形似发夹。

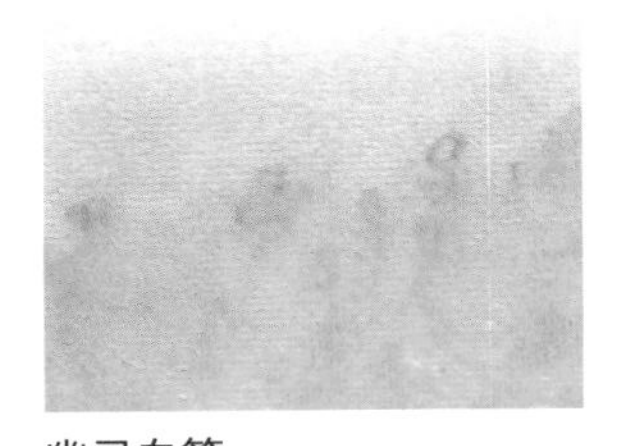

**幽灵血管**

形状和粗细都不规则，轮廓模糊。

图片来源：Atto 株式会社血管美人

## “幽灵血管”引发的身体不适与疾病

### 原因不明的身体不适

不明原因的持续性不适。症状繁多，包括肩颈酸痛、头痛、易疲劳等。以肩颈酸痛为例，肩颈的毛细血管一旦沦为幽灵血管，肩颈肌肉的代谢废物就无法顺利回收，日积月累就会造成酸痛。

### 糖尿病三大并发症

即肾病、视网膜病变和神经病变，起因于肾脏、视网膜的毛细血管和末梢神经受损。肾病会影响肾脏的血液净化能力，导致本应随尿液排出体外的废物混入血液。一旦发展成尿毒症，就需要定期透析。早期视网膜病变可能没有明显症状，但病情一旦恶化，就会造成视力受损，严重时可能会导致失明。神经病变的早期症状多为腿部麻木和疼痛，进而蔓延至全身，引发消化、排尿等方面的问题，以及心律不齐、面瘫等症状。

### 皮肤老化

皮肤细胞得不到营养物质的滋润，就无法按照原有的周期完成新陈代谢。这会导致老旧角质的堆积，造成色斑和暗沉等问题。皱纹和干燥也是皮肤无法通过毛细血管获取足够的水分所致。

### 流感等传染病

血液中存在大量免疫细胞，时刻准备着抗击外敌。毛细血管出了问题，免疫细胞就无法被输送到需要它们的战场，从而降低人体对病原体的抵抗力。在这种状态下，人会更容易患上流感等传染病。

### 认知障碍

脑细胞病变引发的脑功能障碍。病因是多方面的，其中由脑梗死或脑出血导致的认知障碍被称为“血管性认知障碍”。

# 淋巴循环不畅导致免疫功能低下

淋巴管和毛细血管一样，也需要我们细心呵护。淋巴管沿毛细血管遍布全身，可回收细胞排放的部分代谢废物，是净化体内环境的关键器官。而且它们属于免疫机制的重要组成部分——淋巴系统。淋巴系统，是流遍全身的淋巴液、淋巴管（淋巴液的通道）和分布于各个关键部位的淋巴结的总称。T细胞、B细胞等免疫细胞被称为“淋巴细胞”，它们平时在淋巴结中待命，需要它们上“前线”时再赶赴战场对抗病原体，所以确保淋巴液畅通无阻至关重要。

从毛细血管中渗出的组织液进入淋巴管，便形成淋巴液。淋巴管中有防止淋巴逆流的瓣膜，淋巴液只能随周边肌肉的运动单向流动，从身体末端流向锁骨下静脉。例如，来自脚下的淋巴液在小腿和其他下肢肌肉的作用下缓慢上行，储存在腹部的乳糜池中，然后在腹压的作用下进一步上行，在左锁骨下静脉处与静脉汇合。

淋巴液的顺畅流动离不开足够的肌肉量、适度的肌肉运动与腹压。缺乏运动会导致淋巴淤滞，影响其净化功能，进而降低人体的免疫力。

# 淋巴结与淋巴液的循环

淋巴液与血液都是免疫机制的重要组成部分。淋巴细胞大量存在于淋巴液中，在淋巴结抵御病原体。

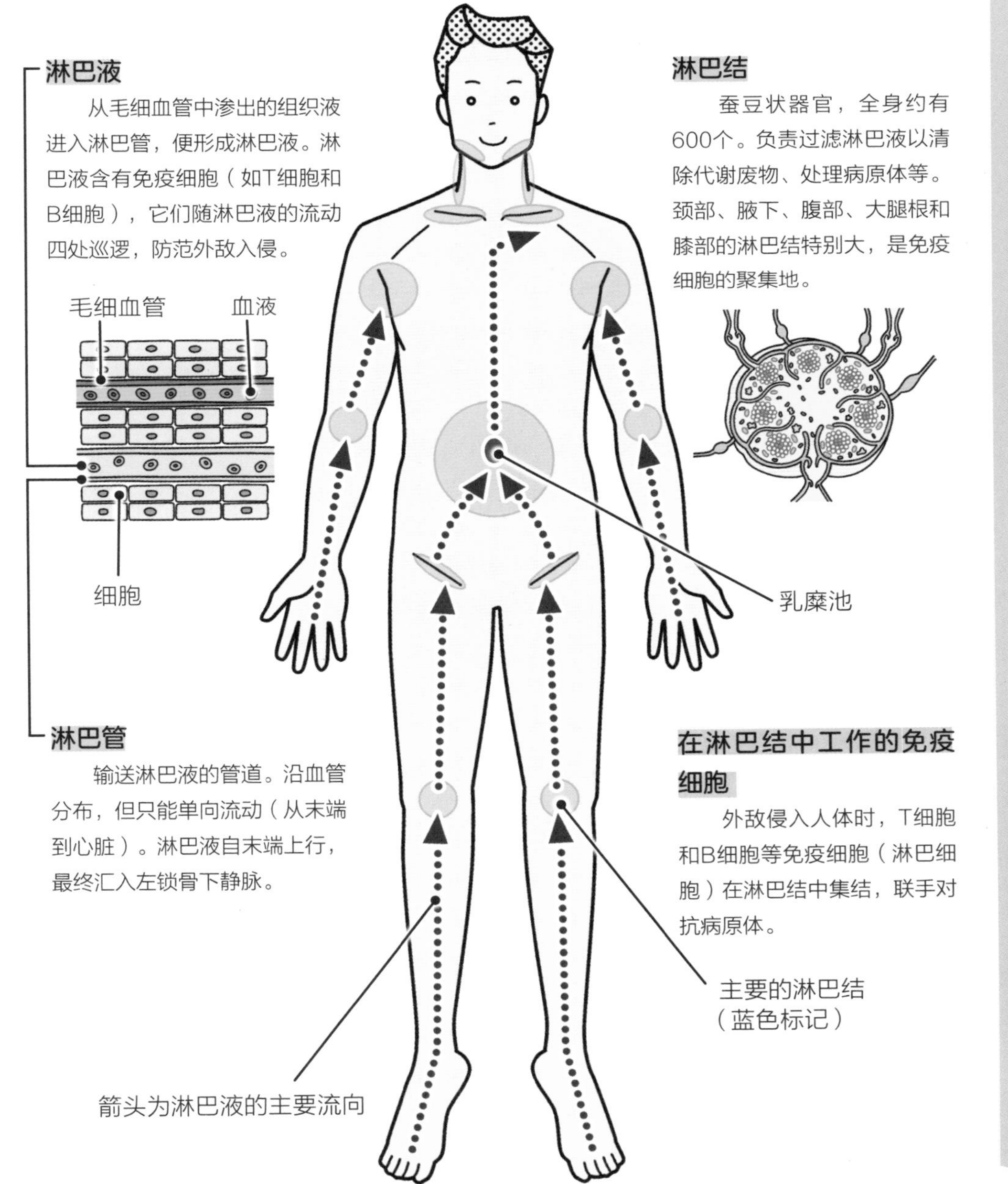

# 生物钟紊乱致使自主神经失衡

健康问题往往是多重因素综合作用的结果，不过对现代人而言，生物钟紊乱造成的影响恐怕是难以忽视的。

人类也是生物的一种，我们的基因里同样刻着“日出而作、日落而息”的节律。如果由母钟和子钟组成的生物钟依照这一节律正常运行，自主神经系统就能妥善完成切换——白天较为活跃时，交感神经占主导地位，夜晚休息时则换副交感神经上阵，实现完美的平衡。交感神经能令身体紧张起来（心跳加速、血管收缩），进入活动模式。副交感神经则恰恰相反，能引导身体进入放松状态。

但现代人面临的问题是，如果你的压力很大，或是在夜间接触到过量的光线（比如手机屏幕的光），交感神经就会在身体本该休息的时间段继续占据主导地位。生物钟一旦因生活严重偏离固有节律而受到干扰，身体原有的“时间表”便会乱套，导致自主神经系统失衡。长此以往，身体就会出现种种不适。睡眠障碍（比如晚上难以入睡）就是生物钟紊乱带来的影响之一。

## 生物钟、自主神经系统和激素之间的关系

生物钟遍布全身。生物钟的运行一旦出问题，自主神经系统和激素分泌都会受到影响。

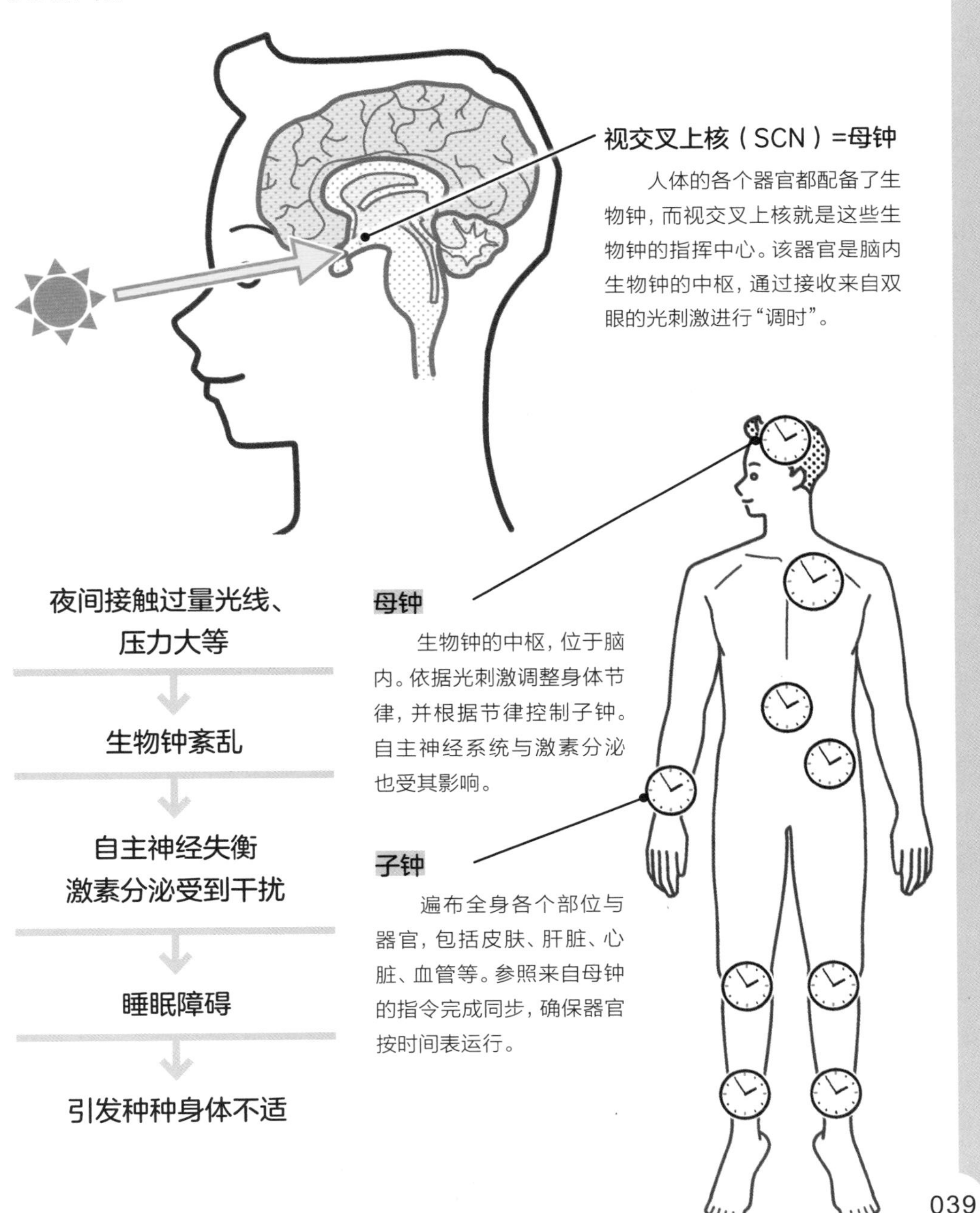

自主神经与身体不适的关系2

# 交感神经长期占主导地位，毛细血管持续收缩

如前所述，自主神经系统在现代生活中很容易受到干扰，而干扰的结果往往是交感神经长期占主导地位（详见P038）。那么这种情况会对毛细血管造成怎样的影响呢？

自主神经系统可以控制毛细血管的收缩与舒张。当促进紧张的交感神经占主导地位时，毛细血管会相应收缩，减少流向身体末端的血液。反之，当促进放松的副交感神经占主导地位时，毛细血管会相应舒张，确保血液被输送到身体的各个部位。

在这一机制的作用下，人体本可以在白天将血液集中用于大脑活动和肌肉运动，到了晚上则向内脏和全身各处重点供血，促进细胞修复和再生，生成能量，休养生息。

可交感神经若长期占主导地位，毛细血管就会一直处于收缩状态，使血液难以到达身体的各个角落。在这种状态下，人体就无法完成高质量的自我修复工作。这会引发全身各处的种种不适，甚至导致免疫力下降。

# 两种自主神经交替控制毛细血管

交感神经和副交感神经掌控毛细血管的收缩与舒张，“紧张”和“放松”就是这两种神经所赐。

### 交感神经

加快心跳和呼吸，让血液集中流向心脏、大脑和正在运动的肌肉。在紧张、感到有压力或需要爆发能量时兴奋。日常活动全靠它。

### 副交感神经

减缓心跳和呼吸，使血液流向身体末端。在睡觉、放松或进食时占主导地位，主管休养生息、修复再生。

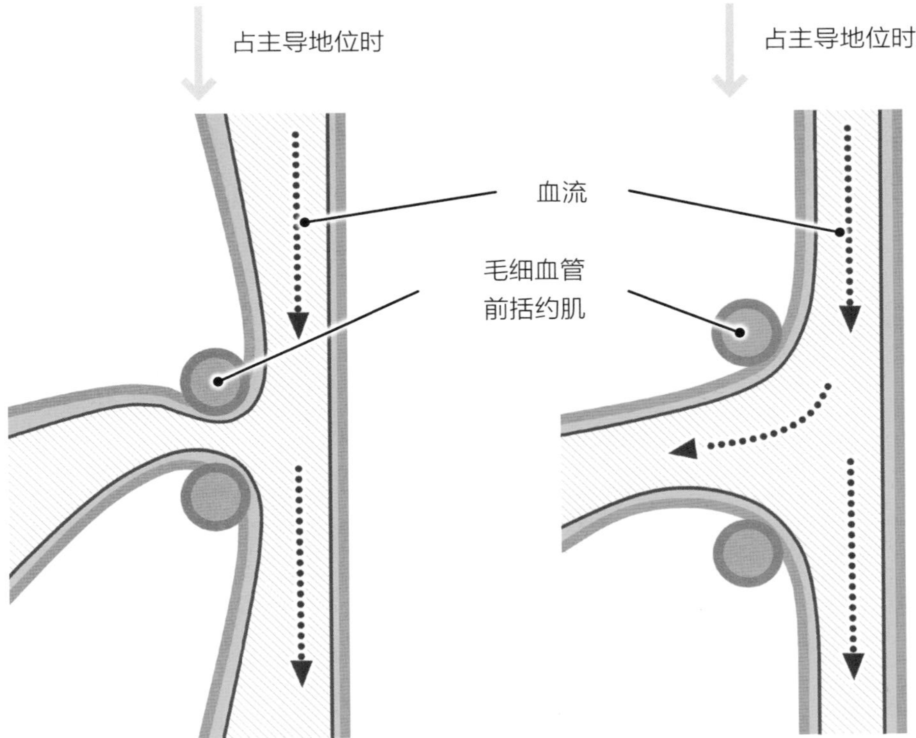


**毛细血管收缩**

毛细血管在毛细血管前括约肌（位于血管分歧点的肌肉）的作用下收缩。毛细血管的血流量因此下降，末端温度随之降低，向正在活动的部位集中供血（比如学习时主要向大脑供血），血压也会上升。

**毛细血管舒张**

交感神经兴奋度下降，毛细血管前括约肌放松，于是毛细血管舒张，血流量相应增加，氧和其他营养物质被输送到身体末端，激活细胞呼吸，血压相应下降。

自主神经与身体不适的关系3

# 压力大为什么会导致生病

众所周知，健康的身体离不开良好的生活习惯，主要包括均衡膳食、适度运动和休息。而压力也是影响健康的一大要素。俗话说，“病由心生”，心理状态对身体的影响不容小觑。

面对压力，身体会做出怎样的反应呢？反应主要体现在以下3个方面。

① 自主神经系统。在压力的作用下，交感神经占主导地位，导致心跳加速、呼吸急促、手脚冰凉等反应。这也是身体对压力过大做出的第一反应。

② 内分泌系统。该系统掌管激素的分泌。在受压状态下，肾上腺皮质会分泌皮质激素。适量的皮质激素有助于保护身体免受压力的侵害。

③ 免疫系统。人若是长期处于高压状态下，免疫力就会下降，导致易感冒、皮肤状态不稳定、伤口不易愈合等问题。长此以往，还有可能引发癌症等重大疾病。

# 压力大对身体的影响

压力大会对人体造成怎样的影响？让我们来研究一下身体针对压力的反应机制。

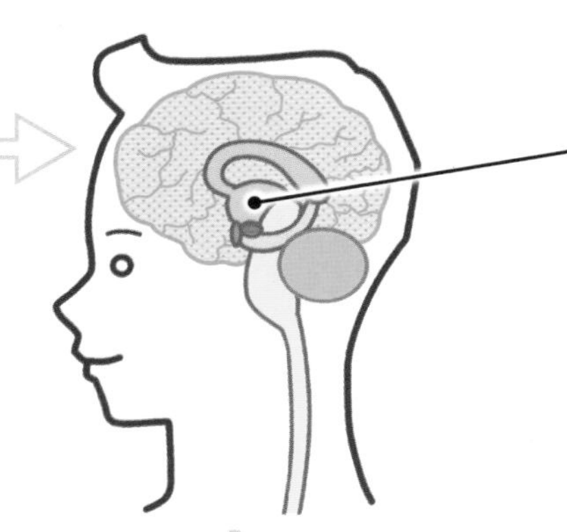

### 压力大

压力种类繁多，包括复杂的人际关系、愤怒和焦虑、伤痛和疲劳，剧烈运动、长时间保持同一姿势、睡眠不足，甚至天气变化也会产生压力。

### 下丘脑

下丘脑位于间脑，是生命活动的控制中心。感到压力时，向自主神经系统和内分泌系统发出指令，引发压力反应。

## 自主神经系统

### 交感神经兴奋

自主神经系统的交感神经部分能让身体进入活动模式，以应对可能到来的危机。

它会促进去甲肾上腺素的分泌，并向肾上腺髓质发出指令。

#### 释放肾上腺素

肾上腺髓质接收去甲肾上腺素并释放肾上腺素。肾上腺素是一种压力激素，会在各个器官引发压力反应。

#### 血管收缩

在肾上腺素的刺激下，毛细血管前括约肌使毛细血管收缩，使血液难以流向身体末端。

## 内分泌系统

### 分泌皮质激素（肾上腺皮质激素）

肾上腺皮质根据下丘脑的指令分泌皮质激素。

皮质激素可促进代谢，激活免疫系统，保护身体免受压力所伤。但过量分泌会适得其反，导致肾上腺疲劳。

#### DHEA分泌量受抑，加速老化

DHEA（脱氢表雄酮）是性激素之源，俗称“青春素”。人体也会分泌这种激素对抗压力。然而在压力过大、肾上腺疲劳的状态下，DHEA的分泌量会受到抑制。

## 免疫系统

### 免疫细胞发生异常

当交感神经占主导地位时，白细胞家族的巨噬细胞和粒细胞会相应增加。而在副交感神经占主导地位时，则是淋巴细胞相应增加。但长期处于重压之下会降低白细胞的整体活性。

#### 免疫力下降

白细胞是免疫功能的中坚力量。白细胞活性降低，意味着整体免疫力的下降。

肠道环境与身体不适的关系1

# 肠道环境恶化导致各种身心问题

长久以来，人们一直以为肠道只是起到消化食物并吸收营养的作用。但近几年的研究表明，肠道是维持生命活动的重要器官，承担着重要且多样的功能。

首先，肠道与免疫系统密切相关。由于食物中含有各类病原体，大量免疫细胞集结在肠道内，以便及时应对。

其次，分泌各种关键激素的细胞也分布于肠道之中。

而且研究结果显示，肠道有自己的神经系统。大脑会向肠道发送信号（比如压力大的时候肚子疼），而肠道也会反过来向大脑传递信息。

换言之，如果肠道的状况不佳，大脑也会受到影响。统计数据显示，抑郁症、帕金森病患者往往伴有肠道不适（如便秘和腹泻）。

肠道的免疫功能与激素分泌一旦出问题，身体的各个部位都有可能受到影响，表现出种种不适。

# 大脑与肠道高度相关，相互影响

大脑和肠道究竟有怎样的联系？这种联系对健康有多大的影响？

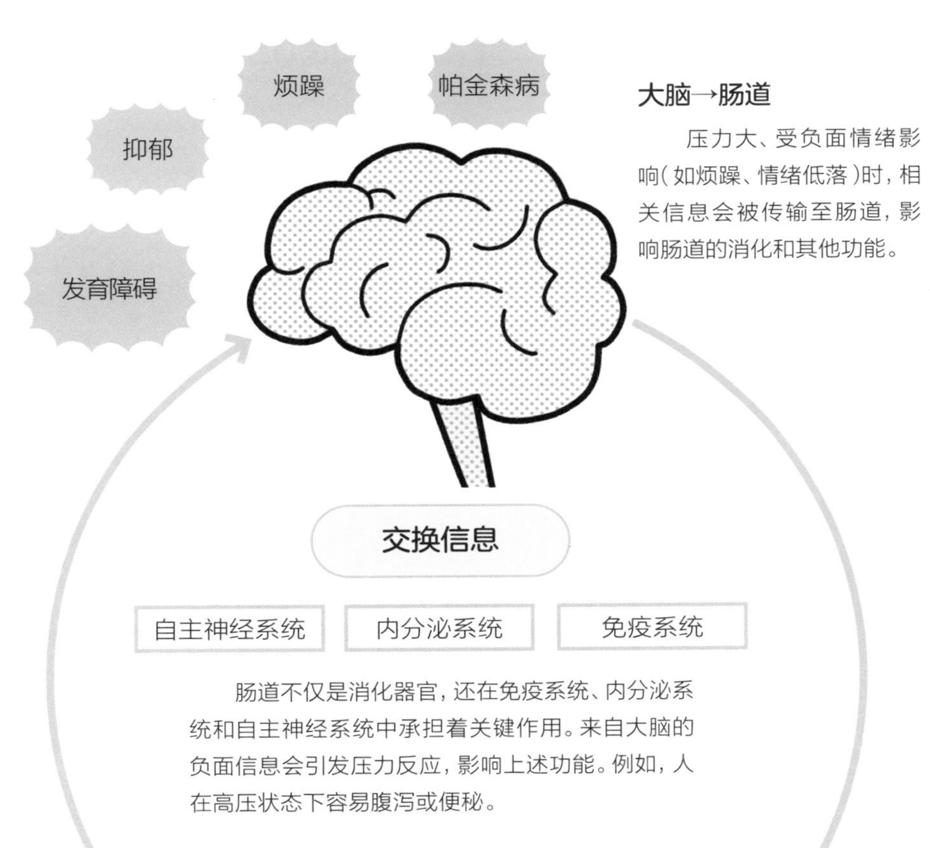


**大脑→肠道**

压力大、受负面情绪影响（如烦躁、情绪低落）时，相关信息会被传输至肠道，影响肠道的消化和其他功能。

肠道不仅是消化器官，还在免疫系统、内分泌系统和自主神经系统中承担着关键作用。来自大脑的负面信息会引发压力反应，影响上述功能。例如，人在高压状态下容易腹泻或便秘。

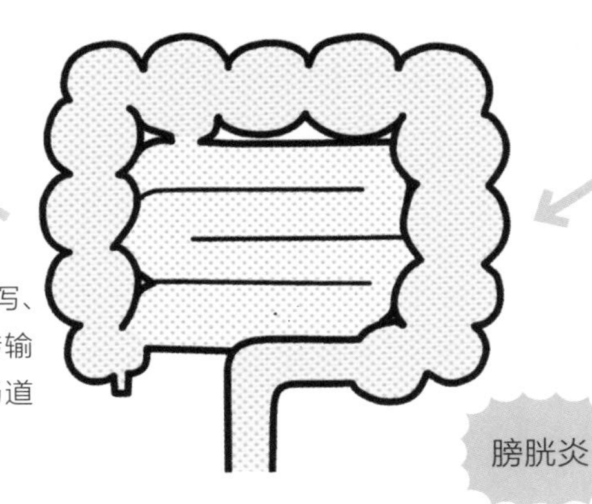


**肠道→大脑**

肠道状态不佳时（如腹泻、便秘、腹胀），相关信息会传输到大脑，向大脑施压，使肠道状态恶化，形成恶性循环。

# 肠道是病原体和免疫细胞的战场

对人体而言，通过口腔进入体内的食物也是“异物”。食物里也可能有细菌和病毒。为了防止病原体趁机进入血液，肠道中有许多免疫细胞严阵以待。事实上，人体约70%的免疫细胞都集中在肠道内。

尤其值得我们关注的是位于小肠下部绒毛间隙低洼处和无绒毛处的免疫器官“派尔集合淋巴结”。它由若干淋巴小结组成，外侧有负责监视的免疫细胞“M细胞”随时待命。一旦发现异物，M细胞就会将相关信息传递给派尔集合淋巴结内的免疫细胞。接收到信息之后，巨噬细胞、T细胞等免疫细胞就会依次攻击病原体。

肠道环境显然会对肠道内的免疫功能产生影响。健康的肠道环境可以提升免疫细胞的活性，增强人体免疫力。

肠道环境的好坏取决于有益菌、有害菌和条件致病菌的平衡。有益菌占上风，肠道环境自然就好。可要是受饮食、生活习惯或精神状态的影响频频便秘或腹泻，有害菌的数量就会增加。条件致病菌在正常情况下对人体无害，但肠道环境一旦恶化，它们就会趁机作乱。

# 肠道环境与免疫细胞

肠道环境与免疫力密切相关。让我们对照肠道示意图，了解免疫细胞的工作机制。

### 人体约70%的免疫细胞分布于肠道

唾液和胃酸都能对食物进行一定程度的消毒，但无法完全避免有害物质到达肠道的情况。为防止病原体侵入血液，人体约70%的免疫细胞都在肠道中严阵以待。

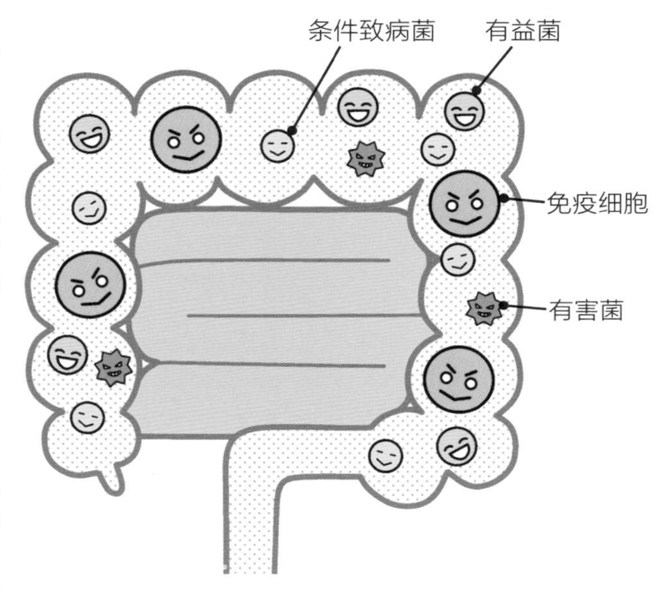


### 在小肠中对抗病原体

小肠下部的派尔集合淋巴结在肠道的免疫功能中发挥着重要作用。一旦检测到病原体，它就会将信息传递给免疫细胞（如粒细胞和淋巴细胞），促使它们对病原体发起进攻。

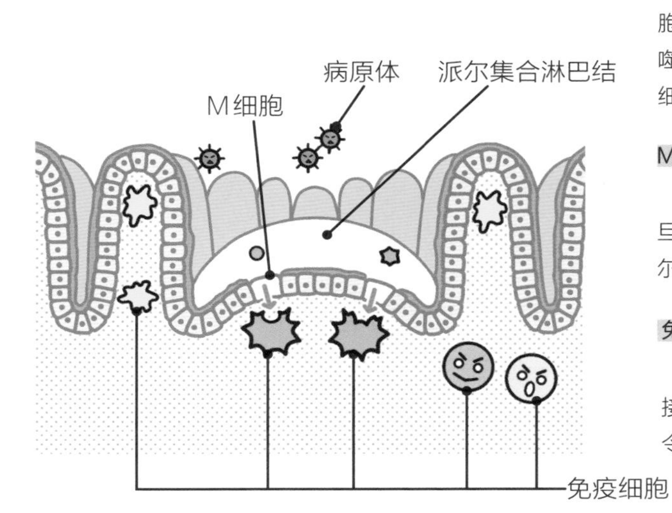


### 免疫细胞集结于派尔集合淋巴结周围

派尔集合淋巴结的内部和周围有大量的免疫细胞。接到M细胞发来的信息后，树突状细胞、巨噬细胞、T细胞和B细胞等免疫细胞会各司其职，联手攻击外敌。

**M细胞**

在小肠的肠壁严阵以待，一旦发现病原体通过，就会通知派尔集合淋巴结周边的免疫细胞。

**免疫细胞**

T细胞、B细胞等免疫细胞接到巨噬细胞和树突状细胞的指令，攻击病原体。

# 小肠内壁布满毛细血管和淋巴管

如前所述，毛细血管和淋巴管遍布人体的各个角落。简单来说，毛细血管好似输送氧和其他营养物质的上水道，而淋巴管则是回收废物的下水道。不过两者的具体作用取决于它们所在的器官。

我们重点来说一下小肠。小肠的毛细血管和淋巴管参与吸收营养的工作。让我们结合小肠的结构深入学习一下吧。

小肠的内壁（即黏膜）有一项显著的特征——布满褶皱。借助显微镜仔细观察，你就会发现小肠表面覆盖着被称为“绒毛”的细小突起。每根绒毛内都有毛细血管和淋巴管，负责吸收食物中的营养物质。将成人的小肠绒毛全部摊开（即小肠的表面积），足足有一个标准网球场那么大。多亏了这些绒毛，人体才能高效地吸收营养物质。

只有先充分吸收食物中的营养，才能将必要的营养物质输送到身体各处，为各种细胞所用，这也是健康的基石。如果小肠无法顺畅吸收营养物质，细胞就无法正常工作，免疫力也会随之降低。

# 小肠黏膜上的绒毛中布满毛细血管和淋巴管

绒毛内部布满毛细血管和淋巴管，确保人体能高效吸收营养物质。

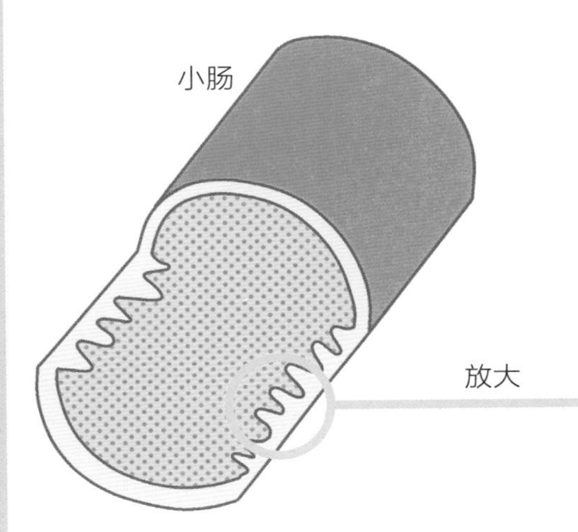


**绒毛**

小肠内壁覆有绒毛，质地似天鹅绒。这些绒毛扩大了小肠的表面积，帮助人体高效地吸收营养物质。

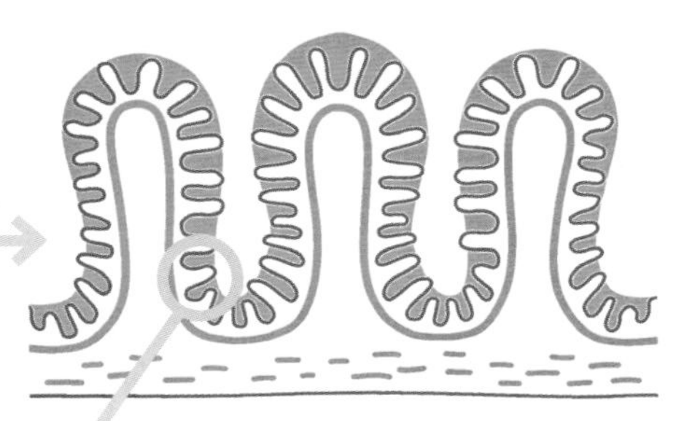

**每根绒毛中都有毛细血管和淋巴管。**

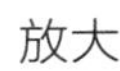


**毛细血管**

吸收食物中的葡萄糖和氨基酸，最终输送至肝脏。

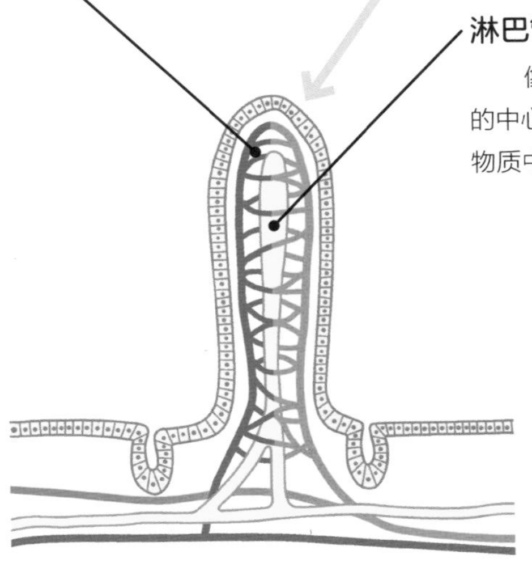

**淋巴管**

像管子一样贯穿绒毛的中心，从绒毛吸收的营养物质中汲取脂肪。

**小肠是吸收营养物质的关键部位。肠道状态不佳，免疫力也会受影响！**

# 线粒体是细胞呼吸的关键

与毛细血管、自主神经系统和肠道环境有关的各种生命活动就介绍到这里。下面让我们切换到微观视角，聚焦于细胞层面。

组成人体的细胞约有60万亿个。每个细胞都会消耗氧和其他营养物质，排出代谢废物。细胞用氧和其他营养物质生成能量的过程就是“细胞呼吸”。

负责细胞呼吸的是细胞中的“线粒体”。这种细胞器能将输送到细胞的氧和其他营养物质合成转化为能源物质ATP（三磷酸腺苷）。体内的各项活动都基于这种物质。由于ATP无法储存于体内，线粒体必须无休止地进行细胞呼吸，一天下来产出的ATP几乎与自身重量相当。ATP是体内产量最大的物质，通常在1分钟内被消耗掉。将线粒体比作“生产能量的工厂”再贴切不过了。

如果细胞呼吸因某种原因减弱，全身的健康都会受到影响，免疫细胞也难以幸免。要想打造不惧病原体与疾病的健康体魄，就得从细胞层面入手。

# 细胞呼吸储存为何受阻

我们的生命活动离不开细胞呼吸。这一关键活动是如何受阻的呢？

在压力等因素的作用下，交感神经持续占主导地位

毛细血管收缩（①）

毛细血管中的血液流动受阻（②）

氧和其他营养物质无法到达细胞内的线粒体（③）

无法生成ATP（④）

免疫力下降

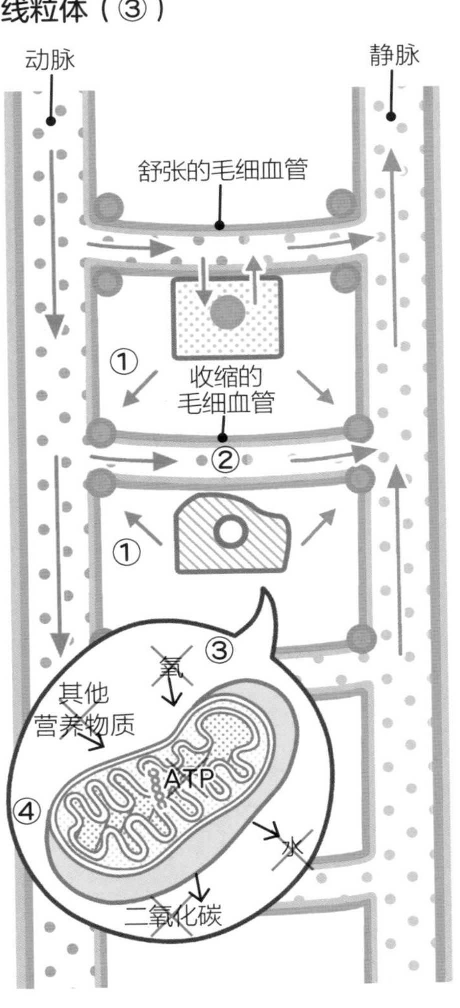


**线粒体**

细胞内的线粒体以氧和其他营养物质为原料，生成能源物质ATP。但在毛细血管血流受阻的状态下，氧和其他营养物质无法被正常输送至细胞，导致“原材料”短缺，无法生成ATP，进而影响免疫力。

# 活性氧的增加会干扰细胞呼吸

聊起细胞呼吸时，“活性氧”总是绕不过去的话题。线粒体制造ATP时必然会产生活性氧。适量的活性氧有抑制病原体的功效。

然而，剧烈运动、吸烟酗酒等不良生活习惯和压力会让人体产生大量的活性氧，而这些活性氧会攻击人体的正常细胞，干扰细胞呼吸，导致细胞受损和老化。虽说人体具备清除活性氧的机制，但其性能会随着年龄的增长而下降。

受损的细胞无法正常进行细胞呼吸，该部位的功能也会受到影响。长此以往，便会导致细胞老化。如果出问题的是皮肤细胞，便会造成色斑、皱纹。如果出问题的是肌肉细胞，则会表现为肩颈酸痛与腰痛。

脑细胞受损老化的后果更为严重。大脑的活动需要大量的氧和其他营养物质。脑细胞若无法正常完成细胞呼吸，大脑就无法正常运转，进而影响大脑对全身的控制。久而久之，就会出现不明原因的身体不适，甚至引发癌症等重大疾病。

# 细胞呼吸受阻导致的变化

活性氧也是影响细胞呼吸的关键因素。那么活性氧是如何阻碍细胞呼吸的呢？

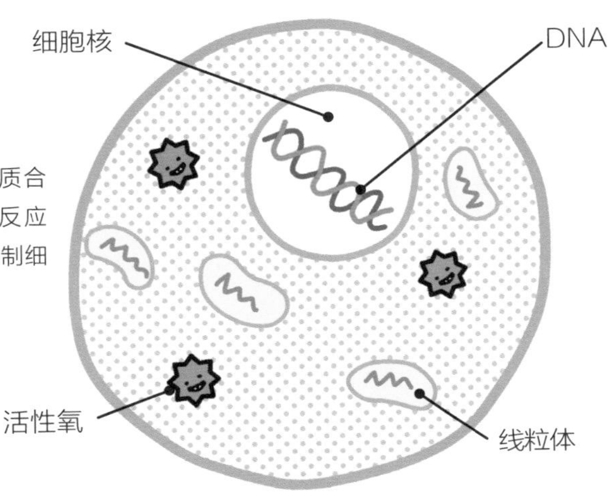


**正常细胞**

线粒体利用氧与其他营养物质合成能源物质ATP，活性氧是合成反应的副产品。适量的活性氧有助于抑制细菌和病毒。

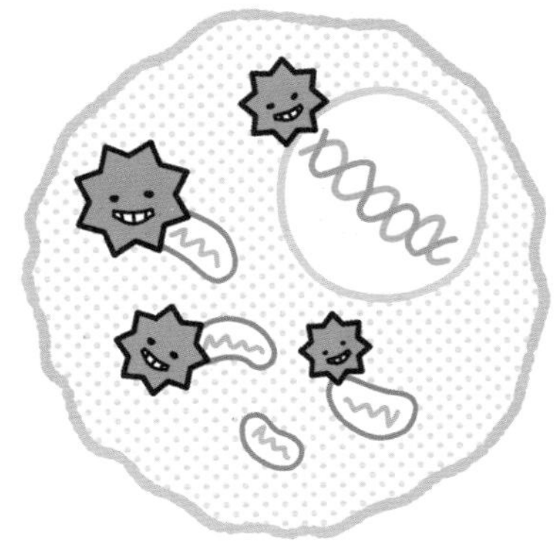

**活性氧若大量生成……**

因剧烈运动、吸烟和压力产生的大量活性氧开始损伤人体组织。第一阶段就是氧化细胞中的物质，干扰细胞呼吸。

**细胞老化、功能障碍、癌变……**

细胞无法正常吸收氧和其他营养物质，并排出代谢废物，进一步加速老化，影响相关部位的功能。损伤一旦蔓延至细胞核，细胞分裂就无法正常进行，进而导致细胞癌变。

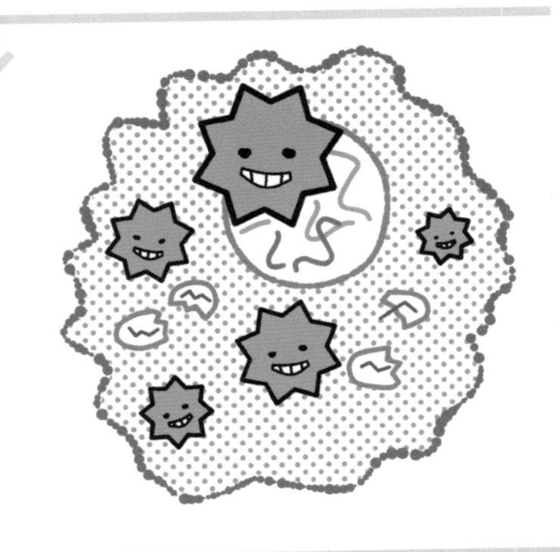

# 如何正确预防传染病

虽说人体自备免疫系统，但防患于未然，不让病原体侵入体内同样很重要。那就让我们借此机会，梳理一下正确预防传染病的方法吧。

## 戴口罩

### 无纺布口罩

飞沫是咳嗽、打喷嚏和说话时产生的。实验数据显示，佩戴无纺布口罩能拦截自己产生的约 80% 的飞沫，并将飞沫吸入量控制在 30% 左右。

VS

### 布口罩

飞沫的拦截率与无纺布口罩相当，但吸入量只能减少到不佩戴口罩时的 50% 左右。近来，“时髦的布口罩叠加佩戴无纺布口罩”日渐流行起来。

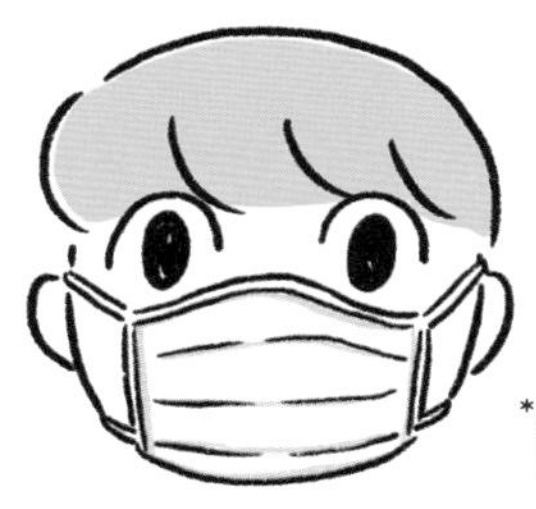

*建议大家佩戴无纺布口罩时，选择一次性医用口罩。

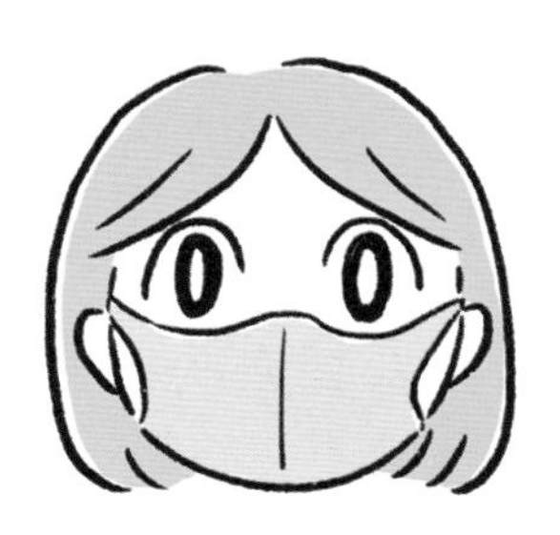

## 多管齐下，保障安全

无论面对何种传染病，“勤洗手、勤漱口”和“适度通风、保持室内空气清洁”都是非常重要且有效的预防措施。

尽管新冠病毒还有很多未解之谜，但研究工作已经取得了一定的进展。比如，这种病毒很容易通过飞沫和空气传播。因此，口罩的作用极其关键。佩戴口罩不仅能防止自己打喷嚏、咳嗽或说话时产生的飞沫四处飞

## 漱口

### 漱口水

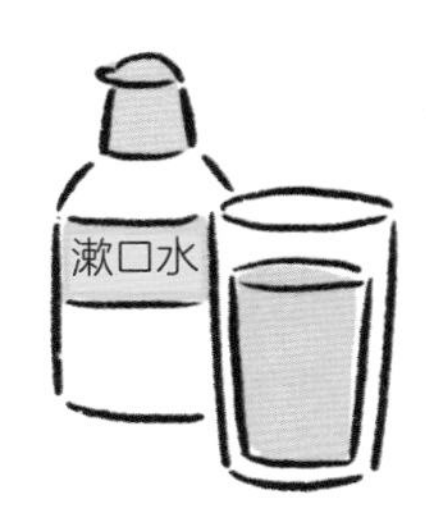


含有对各种病毒、细菌和真菌有效的杀菌消毒成分，有一定的效果。但过度使用会破坏口腔菌群，需多加注意。

VS

### 绿茶

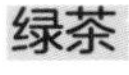
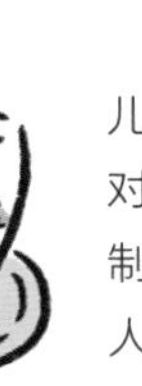

富含具有抗菌作用的儿茶素。研究结果显示绿茶对新冠病毒也有一定的抑制作用。不会损伤口腔，对人体更是无害，老少咸宜。

## 手部清洁

### 肥皂

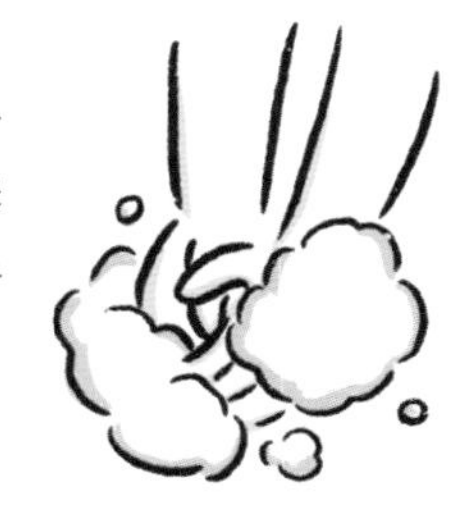

液体固体皆可。肥皂含有表面活性剂，可杀灭病毒和细菌。洗够 20 秒，双手的各个角落都要清洁到位，最后以流水冲洗干净。

VS

### 酒精消毒液

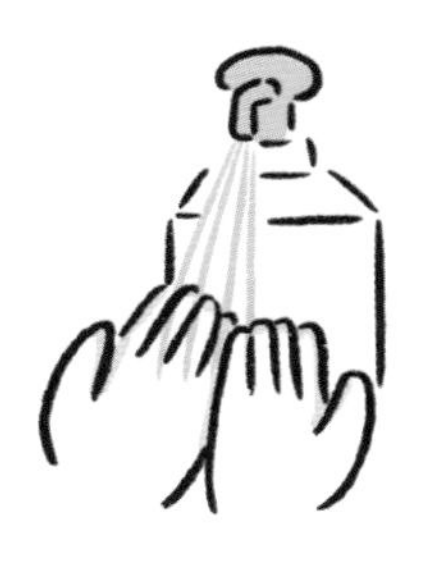

酒精能破坏病毒的外膜（包膜），使其失去活性。可以随身携带，随时使用。使用前请务必仔细阅读产品说明，遵循用量和使用方法。

溅，还能防止他人的飞沫、飘浮在空气中的细微飞沫进入我们的口鼻。

飞沫的拦截率和防御率取决于口罩的材料和佩戴方式。我们必须深刻认识口罩的作用，正确使用这一利器。另外请大家注意，功能再强大的口罩都不能百分之百阻隔病原体，并不是说戴上口罩就能完全放心。我们要摆正心态，在不过度影响正常生活的前提下，在力所能及的范围内采取多种对策保护自己。

# 1 将细菌、病毒拦在体外

## 如何正确佩戴口罩

1

检查正反、上下有没有搞错，根据鼻子的形状调整鼻梁条，拉开口罩至下巴。正反面的区分方法和褶子的朝向请参考产品的使用说明。

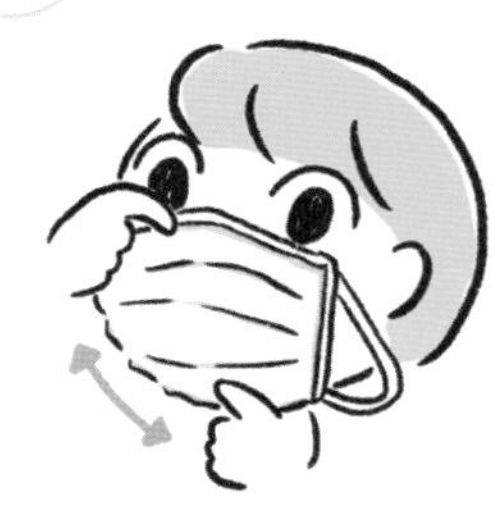

2

将松紧带挂在耳朵上，让口罩贴合面部。两者要尽可能贴合，不要留有缝隙。

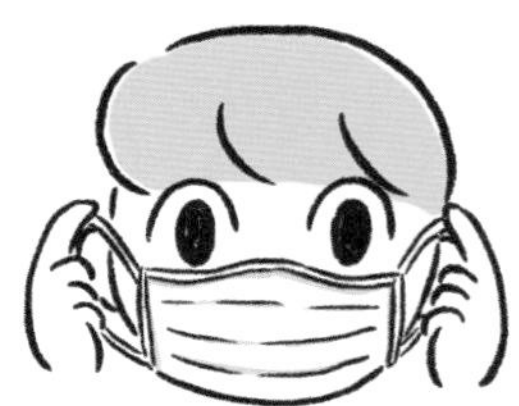

### 无纺布口罩和布口罩的区别

无纺布口罩的布纹更细，更能有效拦截病原体。而布口罩的布纹较粗，拦截效果不佳。如果要戴两层口罩，最好都选无纺布的，但也别把自己闷到缺氧！

## 方法不当，效果减半

许多人以为自己采取了种种防疫对策，可以高枕无忧，殊不知用错了方法或是没做到位，效果会大打折扣。因此，学习正确的防范方法尤为重要。

先看口罩。请大家选择能高效拦截病原体的无纺布口罩，并使用正确的佩戴方法。要是口罩中途滑下来，露出鼻子，打喷嚏的时候就会有飞沫从鼻子处四散开来。因此，请大家确保口罩牢牢地盖住从鼻头到下巴的所有区域。另外，如果口罩和皮肤之间留有缝隙，飞沫就有可能通过缝隙飞

## 如何正确洗手

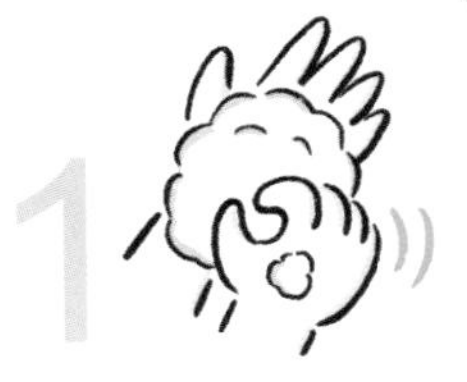

用水打湿双手，涂抹肥皂打出肥皂泡。充分揉搓手掌和手背，指尖也要清洁到位。

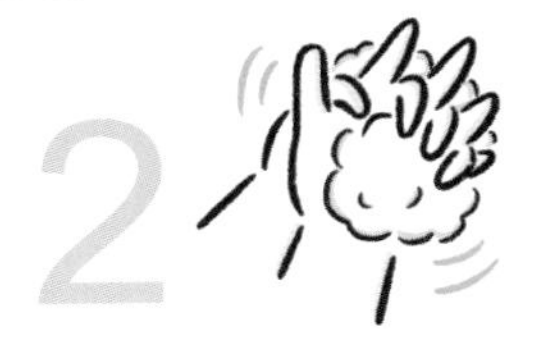

双手交握，仔细揉搓手指根部。用一只手握住另一只手的拇指，以拧转的方式进行清洗。

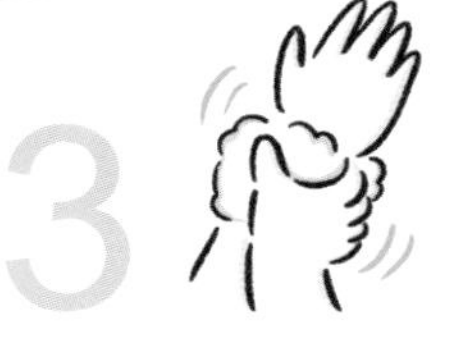

别忘了手腕。用流水冲洗干净，再用洁净的毛巾擦干，也可以选择一次性擦手纸。

## 如何正确使用酒精消毒剂

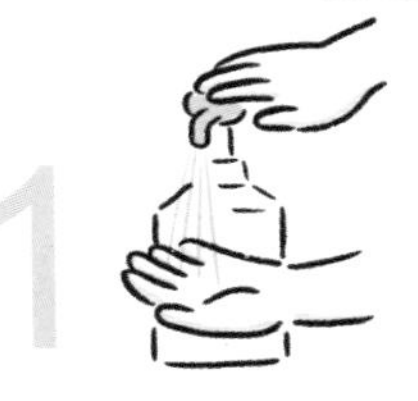

掌心向上，手指略微弯曲，按下泵头接取消毒剂。注意用量，否则无法充分消毒。

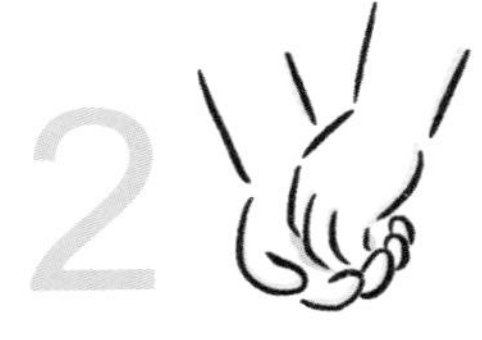

先揉搓指尖，然后按“先手掌、后手背”的顺序抹开。

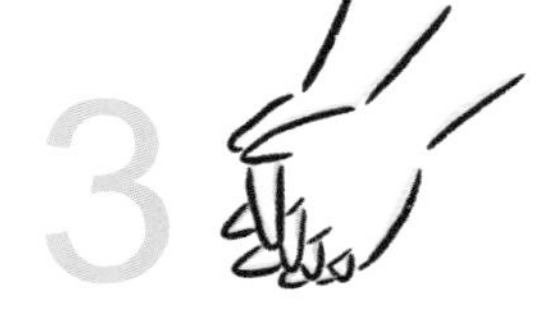

手指根部、拇指和手腕也要仔细揉搓（与洗手时一样），直到消毒剂蒸发变干。

入或飞出，所以口罩要尽量与面部皮肤贴合。如果你想再加一层保险，不妨戴两个口罩。大家可以多尝试不同品牌的口罩，选择最适合自己的，毕竟脸的大小和轮廓存在一定的个体差异。

再看手部清洁。洗手时，指尖到手腕的各个角落都要清洁到位。冲洗后擦拭双手时，也要有保持清洁的意识。若用酒精消毒，注意用量，并且充分揉擦。

无论是佩戴口罩还是手部清洁，都有正确的方法。希望大家牢记要点，积极实践，过上不让病原体近身的生活。

# 2 谨防病从“喉”入

## 用对方法，勤漱口

**用对方法，勤漱口**

勤漱口有助于保持咽喉部的湿润，可有效减少病原体附着，进而降低感染率。经常漱口是一个有益于健康的好习惯。

1 清洁口腔

含一口水，鼓动两颊加压，仔细冲洗口腔后吐出。重复 3 次。

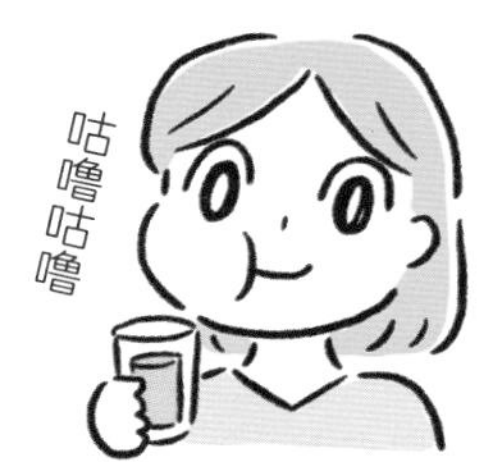


2 清洁咽部

再含一口水，抬起头，让水停留在咽部，同时往外送气 15 秒左右，最后吐出。

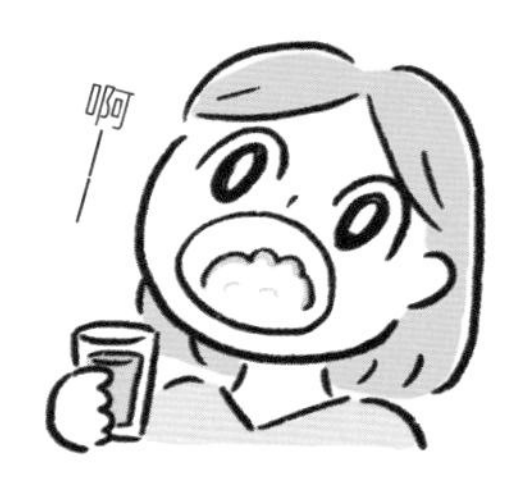


## 保持口咽部湿润

口罩虽好，却也无法百分之百拦截病原体。为了防止病毒、细菌等病原体通过口鼻入侵人体，我们必须用心呵护咽喉黏膜这道至关重要的免疫屏障。

咽喉黏膜若处于干燥状态，病原体就很容易入侵，增加感染的风险。因此咽喉黏膜的保湿工作一定要做到位。

勤漱口就是保持口咽部湿润的有效方法。大家不妨养成“见缝插针”

## 巧用杀菌成分

可使用专业的抑菌漱口水降低感染风险。绿茶中的儿茶素胜在对人体相对温和。用清水充分漱口也有一定的效果，酌情选择即可。

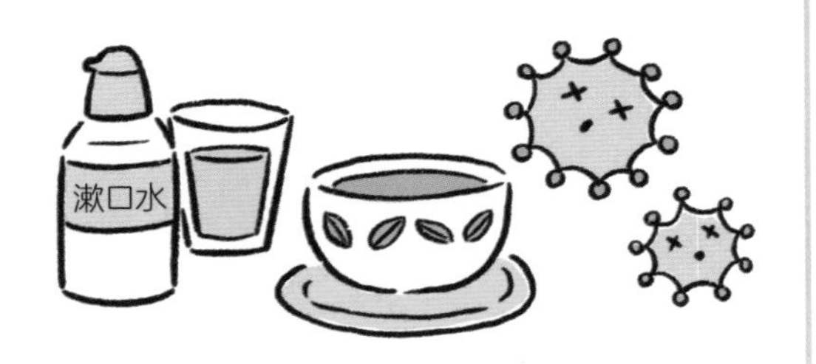


## 勤喝水同样有效

除了漱口，补充水分也能保持口咽部湿润，请务必养成定时喝水的习惯。勤喝水也有助于保持口腔清洁。

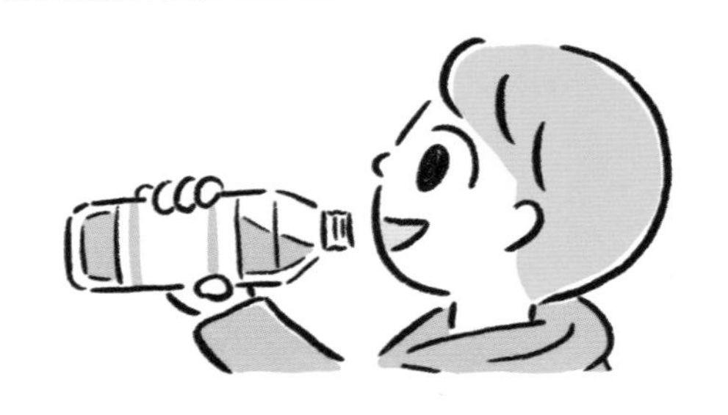

的漱口习惯，回家后漱口自不用说，到工作单位时、用餐前、上厕所时都可以顺便漱个口。如此一来，不仅咽喉能保持湿润，还能及时冲走附着在黏膜上的病原体，有效阻止病原体的进一步入侵和增殖。勤喝水或茶同样有效。

用漱口水消毒口咽部也是一个好办法，不过频繁使用漱口水可能会杀灭口腔中原有的有益菌，所以日常漱口还是选用消毒作用略弱一些的绿茶为好（绿茶中的儿茶素也有杀菌作用）。

# Part 3

# 有助于增强免疫力的生活习惯

为了让人体自备的免疫系统高效运行，我们需要将自主神经系统和毛细血管调整到理想状态，而生活习惯在其中发挥着至关重要的作用。

本章介绍的生活习惯涉及从早上起床到晚上睡觉的各个环节，大家不妨一试。

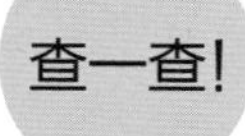


# 造成免疫力低下的生活习惯与身体状态

众所周知，人体本就有一套与生俱来的免疫系统，保护我们免受病原体的侵害。

可有些人的免疫系统运转顺畅，身体健康无恙，而有些人的免疫系统却不太给力，动不动就生病。其实免疫力的高低在很大程度上取决于日常生活习惯。

请大家借此机会，对照接下来的内容自查一番。这些习惯与身体状态都与“免疫力低下”密切相关。

很多人主观上也想养成健康的生活习惯，奈何客观条件不允许（比如工作太忙），总是难以如愿。如果你也属于这种情况，不妨先从改掉坏习惯做起。

单看每一项，你就会发现其中有不少还是很容易做到的。白天尽可能多走路，睡前不玩手机和电脑……从力所能及的小事入手，再结合稍后介绍的种种好习惯，便能事半功倍。

## 1 只淋浴不泡澡

因忙碌随便冲个澡了事的人更应该舒舒服服地泡个澡。仅靠淋浴很难让副交感神经占据主导地位，久而久之就会影响睡眠质量，降低免疫力。慢悠悠地泡个温水澡也有助于放松身体，因为水压可以适度刺激肌肉。

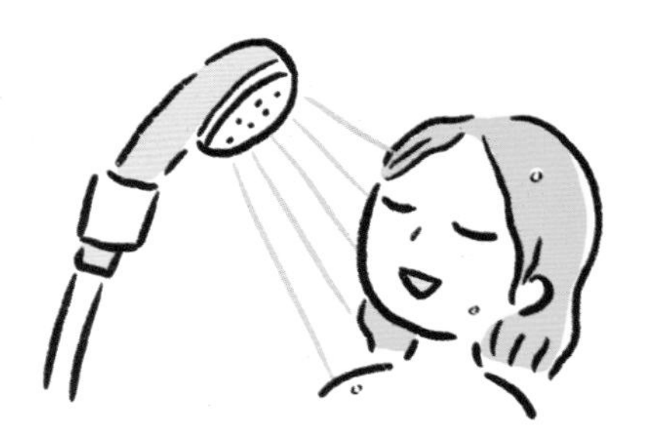

## 2 平均睡眠时间少于6小时

睡眠不仅能让大脑得到休息，还有滋养修复细胞、排出代谢废物等作用。要想完成这一系列的任务，7小时左右的睡眠时间必不可少。如果睡眠时间少于6小时，身体就无法充分恢复。睡眠时间长期少于6小时会导致“睡眠债务”的累积，甚至有可能引发癌症等重大疾病。

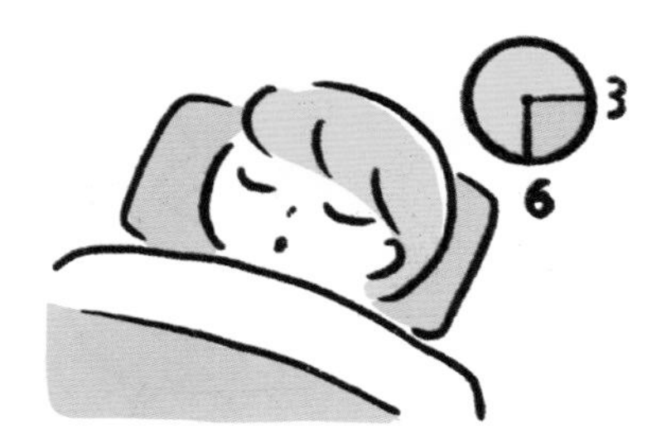


## 3 睡前玩手机或电脑

夜晚本来是没有光刺激的，第二天早上沐浴晨光后，人体的生物钟就能调整到最佳状态。可如果在夜间，尤其是临睡时因为玩手机或电脑而暴露在强光之下，睡眠激素的分泌就会受到抑制，导致生物钟紊乱，进而影响自主神经系统的正常运行，降低免疫力。睡眠也会受阻，引发入睡困难等睡眠障碍。

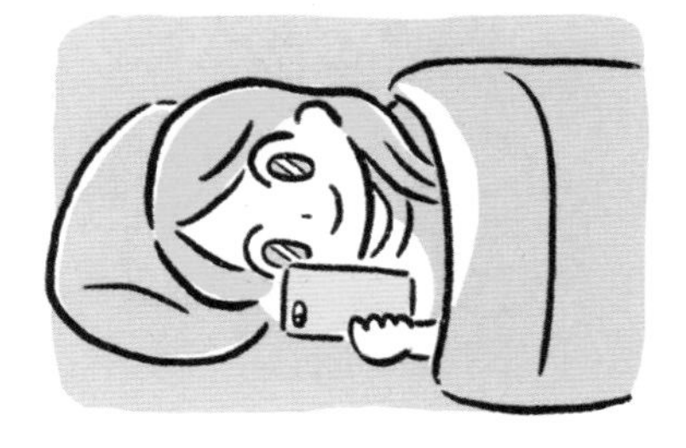

## 4 每天长时间玩网络游戏

自双眼进入的光线和信息越多，交感神经就越容易占主导地位，导致生物钟紊乱。而且全神贯注打游戏时，身体会不可避免地摆出不利于健康的姿势，呼吸也会相应变浅，影响全身供氧。总之，长时间玩网络游戏对免疫力有诸多负面影响。

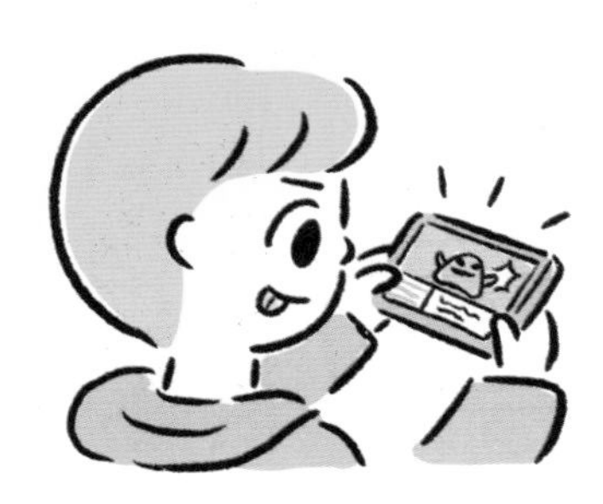

5

## 久坐不动

久坐不动易导致体态不良，影响血液循环，致使呼吸变浅，从而导致自主神经系统失衡，进而影响全身。为避免形成恶性循环，建议大家每天进行适度的呼吸练习，搭配20分钟左右的力量训练和有氧运动。强度不必太大，重在坚持。

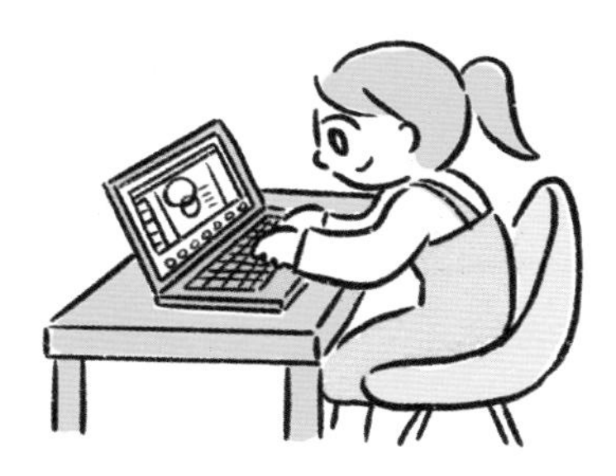

6

## 每天走路步数少于1000步

对免疫系统而言，“多走路”绝对是一个好习惯，因为走路的动作有助于促进血液循环，平衡自主神经，还能促进激素分泌，改善睡眠。请大家结合自己的生活方式，利用上下班、购物和散步的机会多走几步路。要想维持住肌肉量，建议男性每天走10 000步，女性走8 000步。

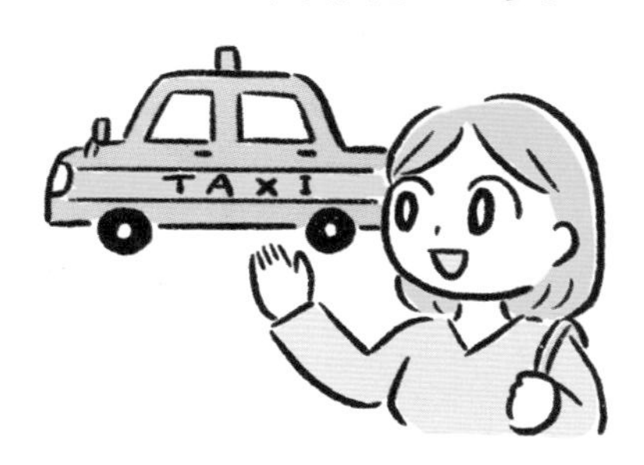


7

## 经常使用自动扶梯和电梯

上下楼梯是一种很不错的有氧运动，有助于锻炼小腿肌肉，改善血液和淋巴的循环，提高免疫力。如果你平时总是懒得动，经常使用自动扶梯和电梯，不妨有意识地养成多爬楼梯的习惯。

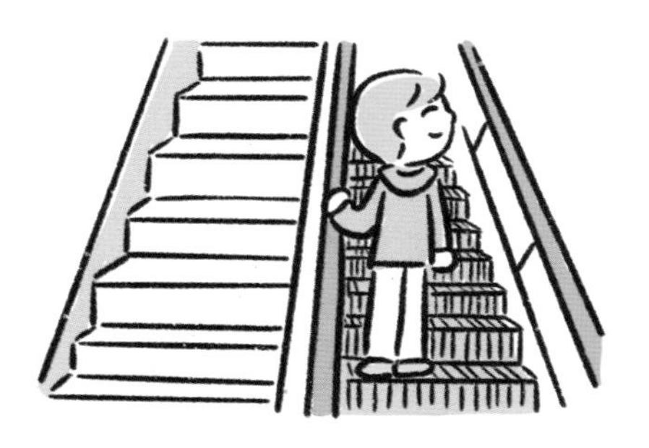

8

## 力量训练强度过高

强度过高的力量训练会对身体造成巨大的负担，催生大量的活性氧，甚至有可能损伤细胞和毛细血管，导致免疫力下降。切忌用力过猛，觉得稍微有点吃力反而刚刚好。要循序渐进，让身体慢慢适应。做力量训练的时间段以傍晚为佳。

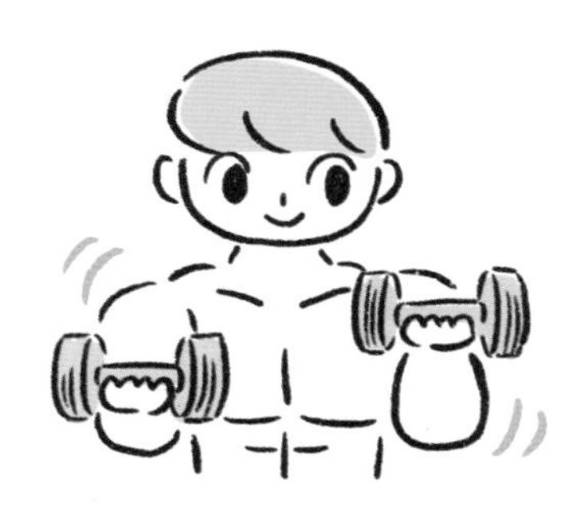

## 9 习惯用嘴呼吸

用鼻子呼吸才能保障人体的各项功能顺利运转。在用嘴呼吸的状态下，鼻毛、鼻黏膜等部位的病原体过滤功能便成了摆设，肺部无法吸收足够的氧气，细胞呼吸也会受到影响。此外，用嘴呼吸会让人下意识地头部前倾，导致驼背，进一步影响呼吸的深度。

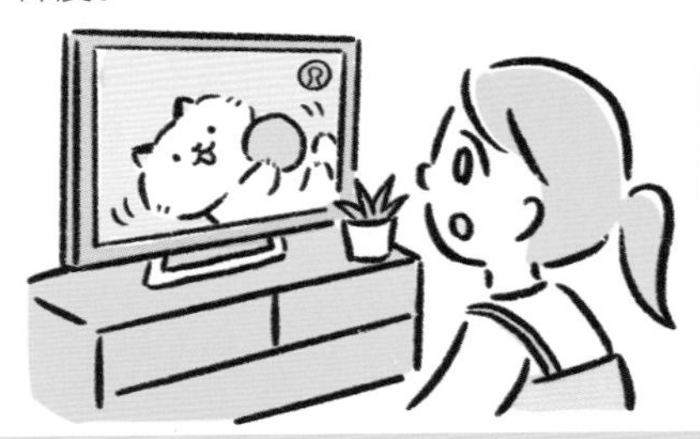

## 10 烟酒不断

吸烟会增加体内活性氧，加快细胞老化。如果你有抽烟的习惯，还请求助专业机构，尽快戒烟。适量饮酒确实可以放松身心，但大量饮酒会损害肝脏和肠道环境。此外，睡前饮酒会严重影响睡眠质量，因为人体需要在睡眠期间分解酒精。

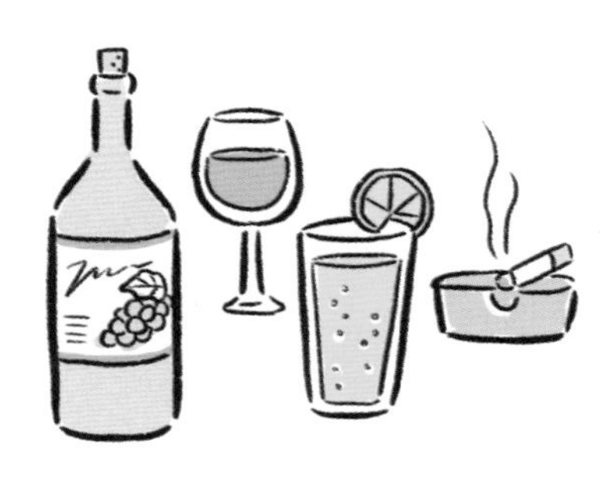

## 11 肩颈、腰背酸痛

肩颈、腰背酸痛是肌肉僵硬、血液循环不畅所致。代谢废物迟迟得不到清理，淋巴淤滞，疼痛部位的细胞也必然处于不健康的状态。缺乏运动、肌肉萎缩和体态不良都有可能造成酸痛，因为这些因素都会削弱毛细血管的功能，阻碍细胞呼吸。

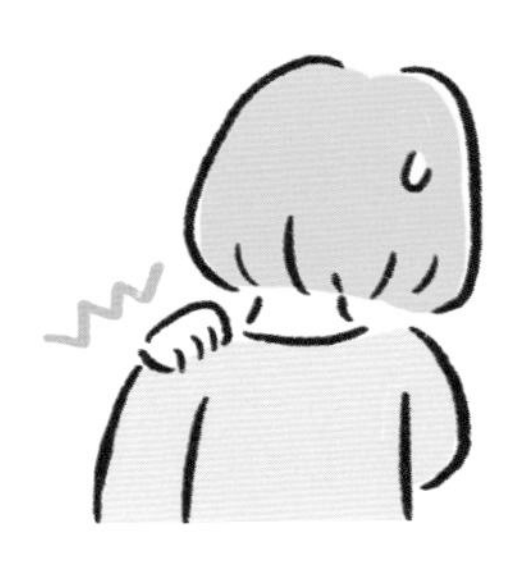

## 12 尿液呈深黄色

健康人士的尿液应该是浅黄色的，如果你的尿液颜色偏深，说明身体缺水，处于脱水状态。在这种状态下，血液会变得黏稠，血管也容易堵塞，需要多加注意。缺水还会导致黏膜干燥，致使黏膜无法在病原体入侵时起到免疫屏障的作用。请大家有意识地补充水分，别等到口干舌燥了才喝水。

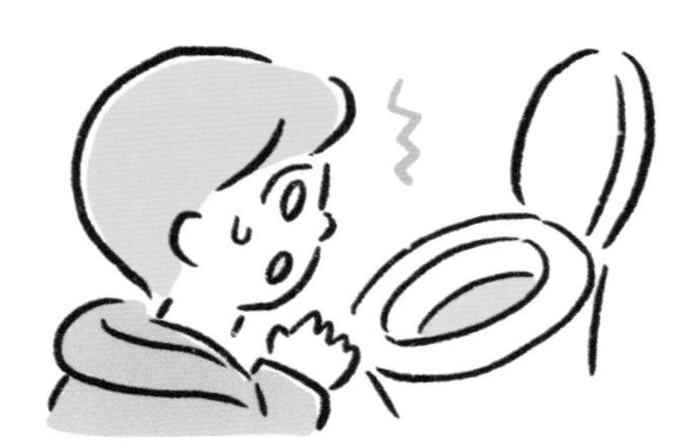

增强免疫力的关键1

# 让副交感神经在恰当的时机“上位”

增强免疫力的关键在于自主神经系统的副交感神经。

副交感神经在我们放松的时候占主导地位（如睡眠、用餐时）。毛细血管会在其作用下舒张，促进全身的血液循环，确保氧和营养物质被输送到全身各处，使细胞处于健康状态，打造不惧外敌的强健体魄。

此外，副交感神经还能激活免疫细胞中的淋巴细胞，让身体进入更容易攻击病毒和癌细胞的模式，从而增强人体免疫力。

要获得副交感神经带来的益处，就得让它在恰当的时机“上位”。可你若是处于重压之下，或是经常熬夜玩手机，就会导致交感神经长期占主导地位。于是身体就会一直处于紧张状态，难以放松。此外，男性30岁后、女性40岁后往往会出现副交感神经功能低下的倾向。

因此，大家要有意识地养成促进副交感神经发挥作用的生活习惯。天黑以后要给身体留出足够的休整时间，白天也要结合正确的呼吸法适度休息（具体方法详见P076）。

## 副交感神经占主导时

副交感神经是提升免疫力的基础。副交感神经占主导地位时，体内会有怎样的变化？

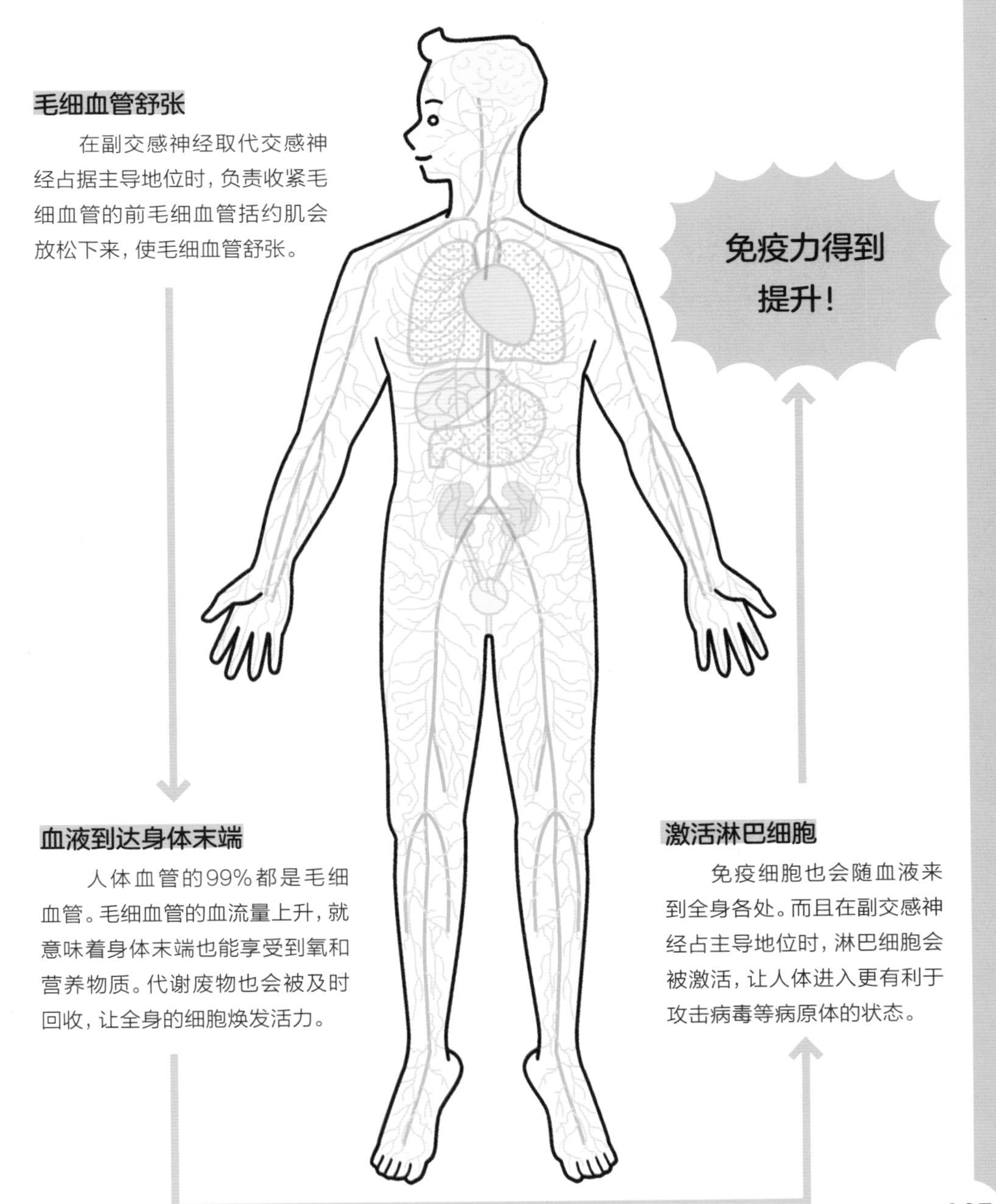

增强免疫力的关键2

# 提升“快乐激素”的分泌量，稳住交感神经

除了自主神经系统，激素也在调控身体的过程中发挥着关键作用。人体会分泌百余种激素，被称为“快乐激素”的血清素（5-羟色胺）就是其中非常重要的一种。

如果一个人长期处于重压之下，导致交感神经长期占主导地位，人体就会过度分泌与压力有关的激素，反过来刺激交感神经，从而引发各种身体不适。

而血清素是一种能缓解紧张、促进情绪放松的神经递质，可以防止上述情况发生。它能作用于压力激素，调节交感神经和副交感神经的平衡。

我们可以有意识地促进人体分泌血清素，比如借助稍后介绍给大家的呼吸法。不过最简单易行的方法莫过于“笑”，哪怕是硬挤出一张笑脸的“假笑”也管用。研究结果显示，大笑有助于激活NK细胞等免疫细胞，进而提高人体免疫力。

到了晚上，人体需要大量的血清素作为原料来合成褪黑素。褪黑素有助于安眠，并促进人体分泌生长激素。因此，在构建免疫系统正常运转的强健体魄时，血清素也起到了很重要的作用。

# “快乐激素”和交感神经的关系

快乐激素能平衡自主神经系统，提升免疫力。怎样才能让人体分泌更多的快乐激素呢？

## 多多摄入色氨酸

合成血清素离不开其原料“色氨酸”。色氨酸是一种必需氨基酸，人体无法自行合成，只能通过食物摄取。畜禽肉类、鱼类和豆制品等蛋白质食品中富含色氨酸。

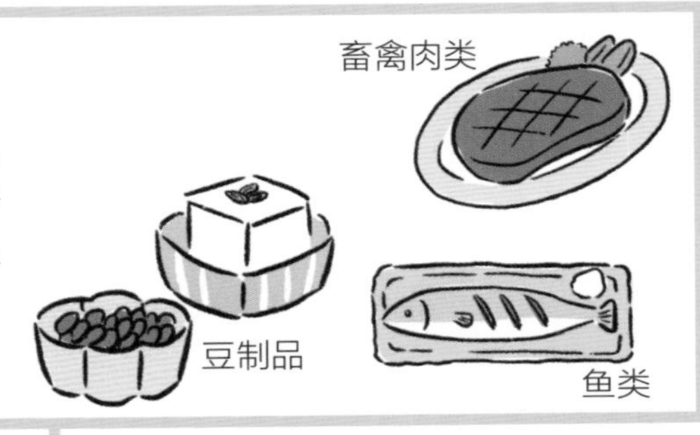


**肠道细菌分解蛋白质，产生色氨酸**

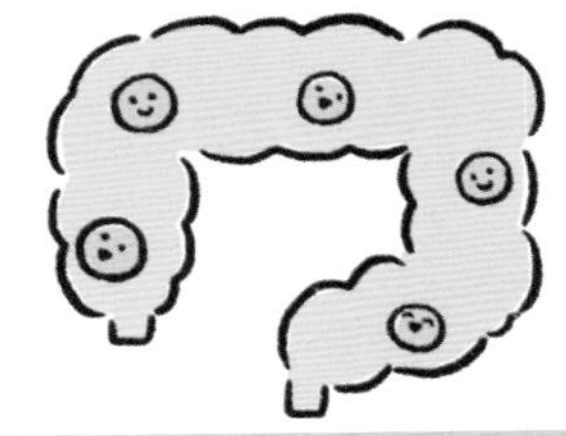

## 合成“快乐激素”血清素

人体以色氨酸为原料合成血清素。血清素作用于大脑，可降低交感神经的兴奋度，稳定情绪，是名副其实的“快乐激素”。我们可以通过调整生活习惯，有意识地促进人体分泌血清素。

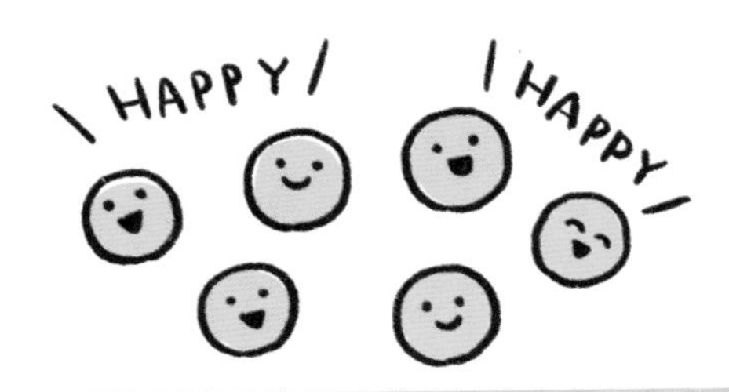


## 合成“睡眠激素”褪黑素

人体以血清素为原料合成褪黑素。褪黑素有助于改善睡眠质量，促进人体分泌生长激素，提高免疫力。如果白天的血清素分泌量足够大，到了夜里便会自然而然地产生困意。

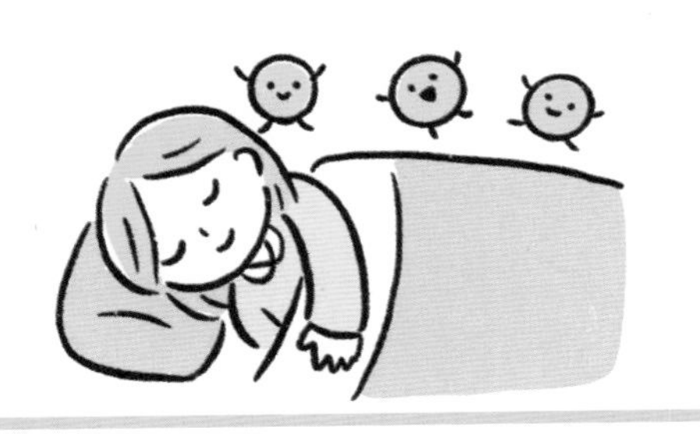

增强免疫力的关键3

# 调节生物钟，为自主神经注入活力

自主神经系统和部分激素在生物钟的主导下在体内形成一定的节律，帮助人体在“活动”和“睡眠”之间自如切换。

只要生物钟正常运转，自主神经的转换就能顺畅进行。起床后，交感神经渐渐占据主导地位，到了晚上则是副交感神经“上位”。

在此基础上，我们可以在白天有意识地进行腹式呼吸或做一些拉伸运动，帮助副交感神经在适当的时机占主导地位。如此一来，毛细血管便能得到放松，氧、其他营养物质和激素也能被运送到身体各处，激活细胞呼吸。夜里则要尽量不干扰副交感神经，以获取高质量的睡眠。

自主神经系统若能以这种方式顺畅切换，全身的毛细血管就会变得更加健康，免疫力也会有所提高。长期维持这种状态，便能让自主神经系统充满活力。

调节生物钟的关键在于“起床后晒晒太阳”，早餐也必不可少。建议大家一日三餐规律饮食，早点吃完晚餐，保证睡眠质量，尽可能睡够7小时。

# 调节生物钟的3个关键

生物钟是影响免疫力的决定性因素。如何保障生物钟的顺畅运行？

## 1　7小时睡眠

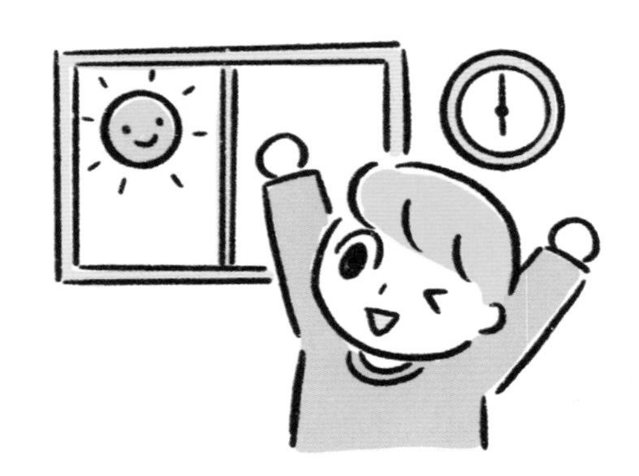

最好在23~24点入睡，次日早晨6~7点醒来，起床后赶紧晒晒太阳。晨光能帮助人体重置生物钟，将身体切换到活动模式，并促使人体在15~16小时后开始分泌褪黑素。这意味着你会在21~22点产生困意，23~24点就寝后就能安睡整晚。

## 2　按时吃早餐

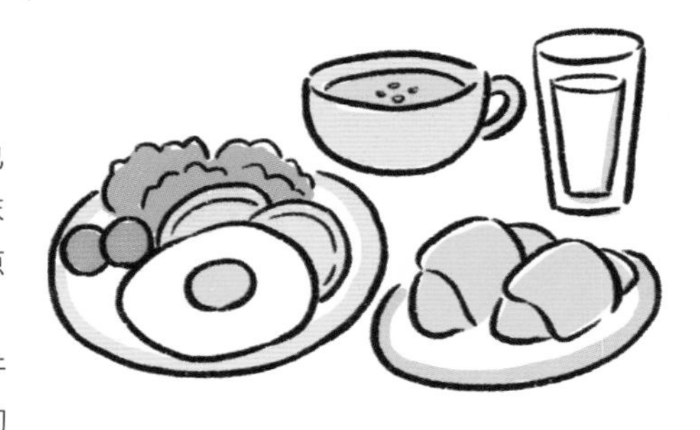

除了“起床后晒太阳”，“吃早餐”也是调节生物钟的关键环节。建议大家在起床后1小时内进食。如此一来，你就会在12点左右感到饥饿，刚好在合适的时间用午餐。早餐的食物能为一上午的活动提供能量，并刺激胃肠道，促进排便。这些都是吃早餐的益处。

## 3　晚餐时间不要晚于睡前3小时

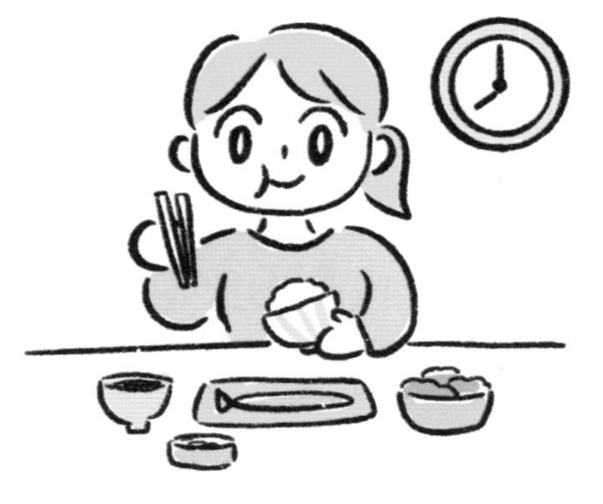

18~19点是吃晚餐的最佳时间。如果条件不允许，也请尽量赶在21点前吃完，否则肠胃就不得不在睡眠期间工作。这样会干扰睡眠，让人体无暇修复细胞。而且在这种状态下，消化吸收的养分难以输送至全身各处，只能以内脏脂肪的形式储存下来。尽量确保消化工作在就寝前3小时之前完成。

增强免疫力的关键 4

# 增加健康的毛细血管，改善血液和淋巴循环

体内细胞的“内环境”需要我们重视起来。细胞通过与毛细血管交换氧、其他营养物质和代谢废物进行“细胞呼吸”。而这些物质来来往往的空间就是“内环境”。

如果毛细血管老化、受损，血流受阻，氧和营养物质就无法抵达细胞，代谢废物也无法被及时回收。在这种情况下，沿毛细血管分布的淋巴管也会受到影响。

正常情况下，80%~90%的代谢废物由毛细血管负责回收，其余的则通过淋巴管回收。可毛细血管若无法正常回收废物，废物就会涌入淋巴管，造成堵塞，影响淋巴循环。

长此以往，细胞呼吸便会受阻，免疫细胞也就无法通过毛细血管和淋巴管去到该去的地方。换句话说，血流正常的毛细血管越少，人体的免疫力就越低下。

为防止这种情况的发生，请大家在日常生活中多多实践从第74页开始介绍的各种好习惯，增加健康毛细血管的数量。毛细血管越通畅，淋巴循环就越好。良好的生活习惯有助于改善内环境，帮助全身的细胞走上正轨，打造健康不易生病的体质。

# 强健毛细血管后……

毛细血管不仅关乎血液循环，对淋巴循环和细胞也有重大影响。全身器官的状态也在很大程度上取决于毛细血管的健康程度。

## 改善血液和淋巴循环

毛细血管和与之并行的淋巴管也负责回收细胞的代谢废物。血液通畅的毛细血管增加（①），有助于氧、其他营养物质和代谢废物的顺畅交换（②），防止淋巴管被废物堵塞，确保淋巴液正常流动（③）。久而久之，细胞周围的环境（内环境）便能得到改善，细胞呼吸趋于正常。全身的细胞都会充满活力。

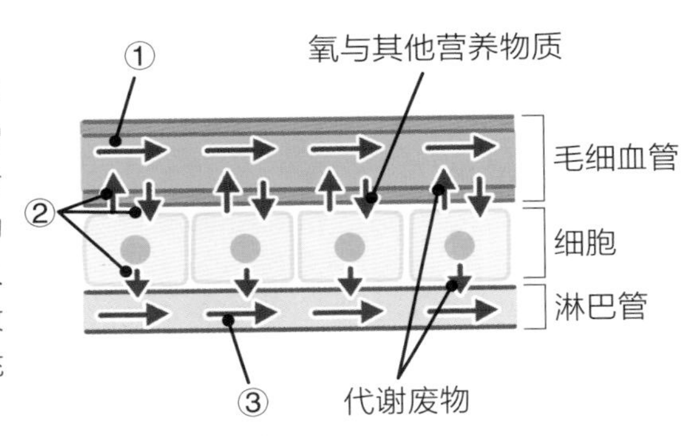


### 毛细血管在各个器官等部位发挥的作用

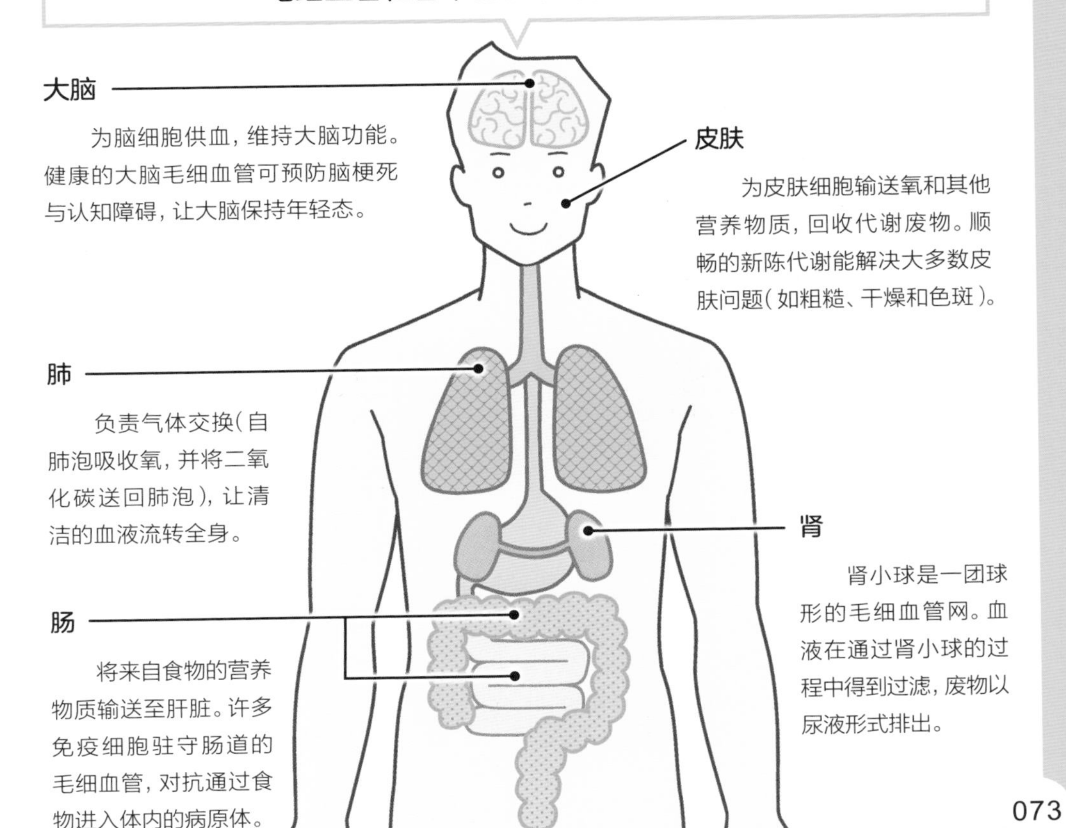

**大脑**

为脑细胞供血，维持大脑功能。健康的大脑毛细血管可预防脑梗死与认知障碍，让大脑保持年轻态。

**皮肤**

为皮肤细胞输送氧和其他营养物质，回收代谢废物。顺畅的新陈代谢能解决大多数皮肤问题（如粗糙、干燥和色斑）。

**肺**

负责气体交换（自肺泡吸收氧，并将二氧化碳送回肺泡），让清洁的血液流转全身。

**肾**

肾小球是一团球形的毛细血管网。血液在通过肾小球的过程中得到过滤，废物以尿液形式排出。

**肠**

将来自食物的营养物质输送至肝脏。许多免疫细胞驻守肠道的毛细血管，对抗通过食物进入体内的病原体。

每天坚持！

# 增强固有免疫的方法

我们可以通过后天努力增强人体免疫力，关键在于让身体达到下面4种状态。我们先复习一下这些要素与免疫力之间的关系，然后再详细讲解有助于达成这4个小目标的生活好习惯。

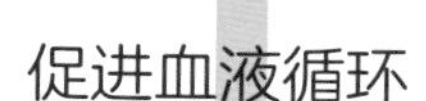

## 1 促进血液循环

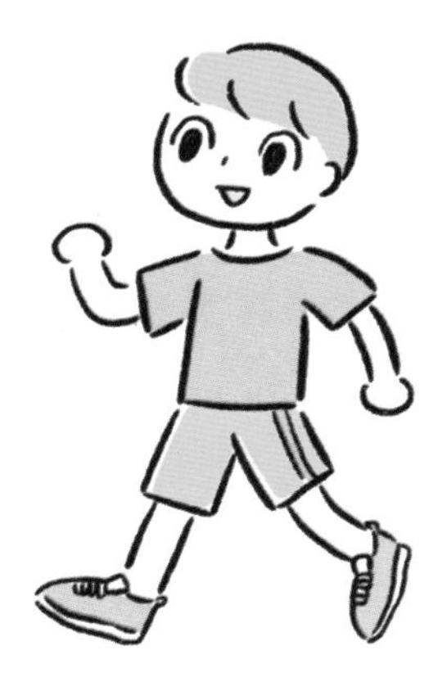

清爽不黏稠的血液、血“泵”的正常运转和强韧的血管能为血液循环创造有利条件。适度的力量训练搭配有氧运动（详见P092）、泡温水澡配合拉伸（详见P096）都是促进血液循环的好习惯。良好的血液循环可使全身细胞享受到足够的氧和其他营养物质，提升全身器官和血管的健康水平，更有助于将免疫细胞及时输送到需要它们的地方。

## 2 舒张毛细血管

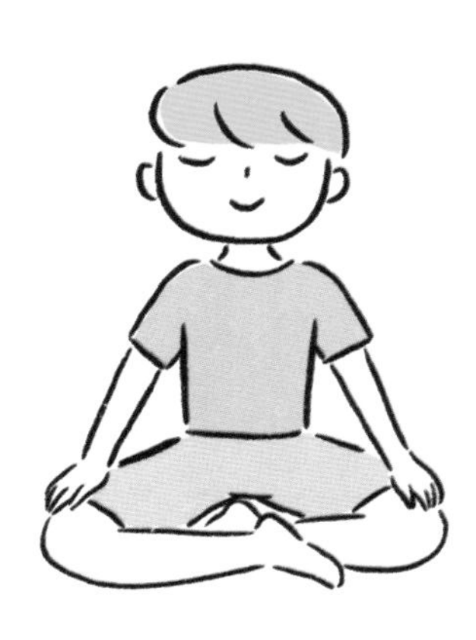

借助不同的腹式呼吸（详见P078）和冥想（详见P086），使副交感神经占主导地位，放松一直紧绷的毛细血管，保障末端细胞的供血。如此一来，氧、其他营养物质和激素才能被及时输送到需要它们的地方，保证身体的各项维护工作顺利进行。

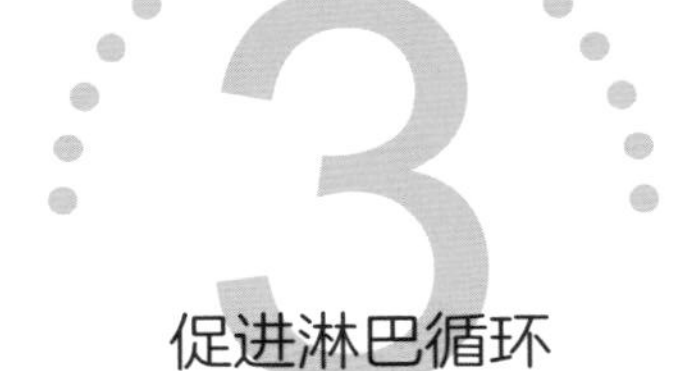

## 促进淋巴循环

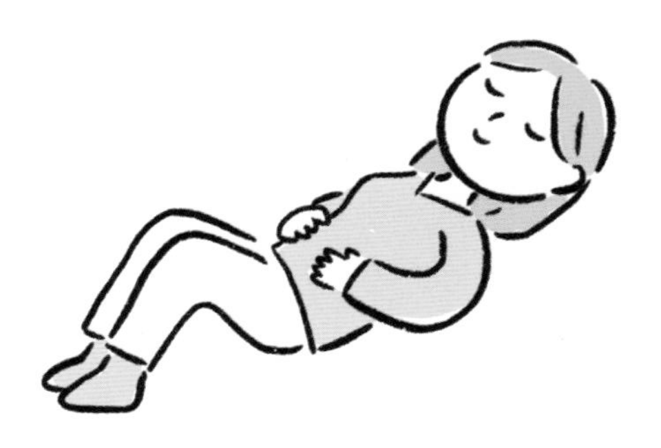

淋巴管有回收代谢废物的作用，但由于淋巴液是单向流动的（末端→中心），所以很容易出现淤滞。不妨结合促进淋巴循环的呼吸法（详见P082）帮助身体排毒。如此一来，在淋巴结中待命的免疫细胞便能顺利通过淋巴管抵达全身各处，确保免疫系统正常运转。

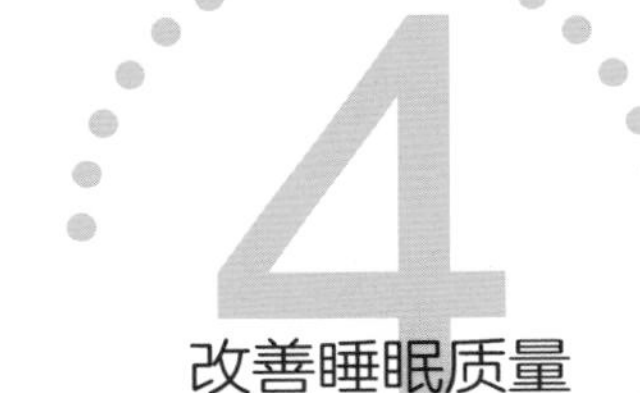

## 改善睡眠质量

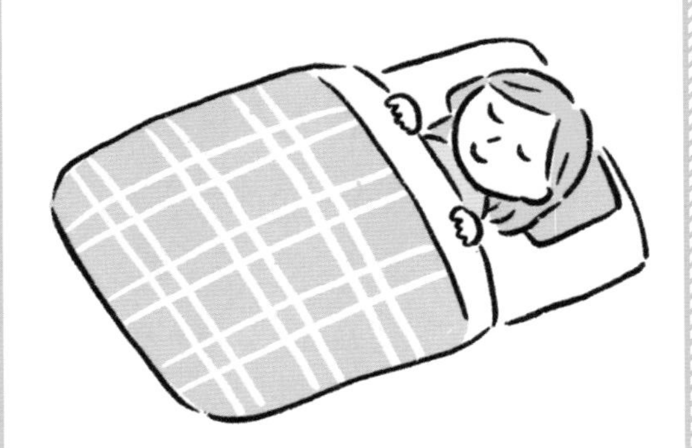

高质量的睡眠有助于平衡自主神经系统，维持身心健康，并促进生长激素和其他激素的分泌，使受损的细胞得以修复和再生，打造不易生病的强健体魄。睡前做正念冥想呼吸法（详见P104）、起床后晒晒太阳（详见P102）都是有助于改善睡眠质量的好习惯。

# 巧用呼吸法，有助于调动横膈膜

自主神经系统控制着呼吸、脉搏等生命活动，且基本不受意识支配。不过我们可以通过特殊的呼吸法“有意识地”切换状态，让副交感神经占主导地位。

分隔胸腔和腹腔的“横膈膜”内布满自主神经和可由意识控制的躯体神经（随意神经）。紧张的时候可以通过深呼吸平静下来，这正是因为副交感神经在横膈膜运动的刺激下占据了主导地位。

大多数人白天主要使用“胸式呼吸（呼吸时胸廓扩张明显）”。要想将副交感神经调动起来，就得切换成以膈肌运动为主的“腹式呼吸”。

腹式呼吸的关键在于吸气时扩张腹部而非胸部，然后在呼气的同时让腹部凹陷下去。每次呼吸，横膈膜都会大幅度地起伏。特别是在缓慢呼气时，横膈膜会松弛下来，激活副交感神经。腹式呼吸的方法有很多，本书将重点介绍“轻度腹式呼吸法”“深度腹式呼吸法”“448呼吸法”和“促进淋巴循环的呼吸法”。大家不妨亲身体验一番，感受一下横膈膜的运动。

# 通过腹式呼吸调动横膈膜，控制自主神经系统

腹式呼吸能大幅度地调动横膈膜。由于横膈膜内布满自主神经系统的传感器，我们可以通过呼吸刺激自主神经。慢慢呼气可放松横膈膜，激活副交感神经。反复进行腹式呼吸也有助于放松心情。

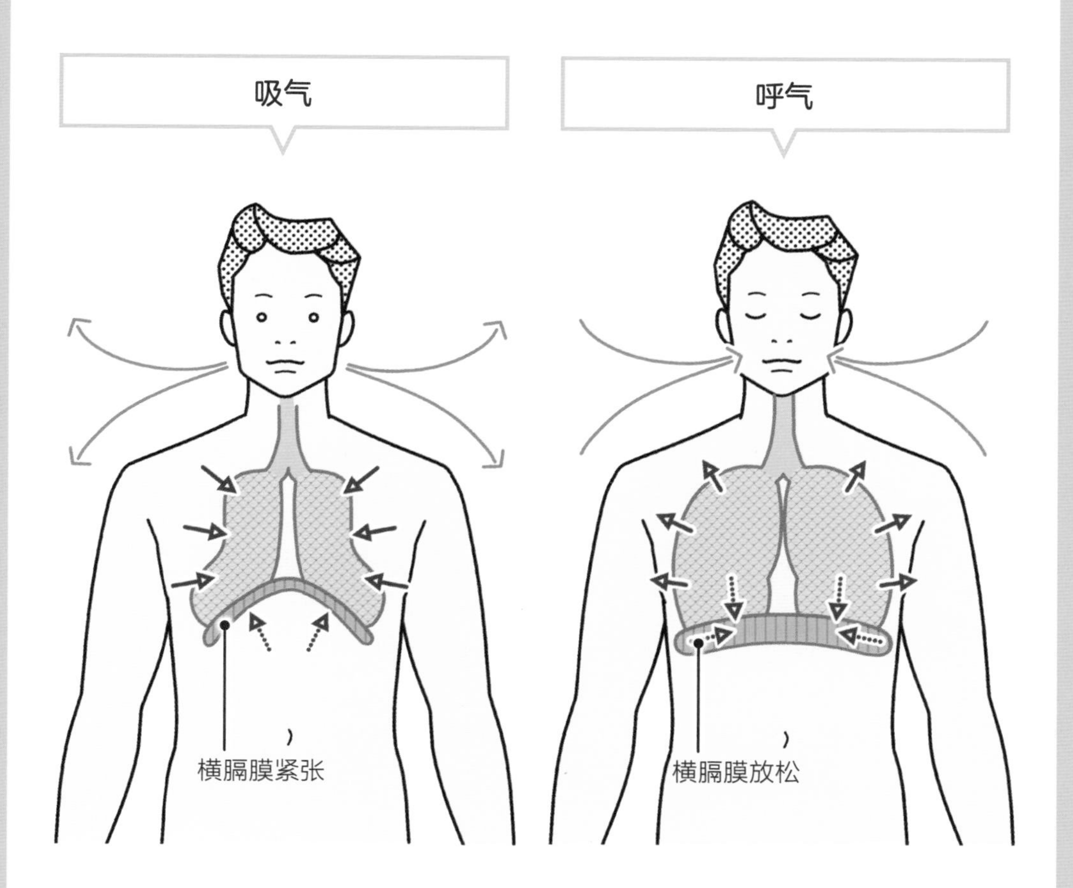


膈肌绷紧并下降，使肺部充满空气。不过人若是处于紧张状态，横膈膜就会在呼气时居高不下，导致呼吸变浅。

膈肌放松并上升，将空气推出肺部。缓慢呼气有助于激活副交感神经，舒缓身心。

呼吸法1

# 最基础的“腹式呼吸法”

那就从基础的“腹式呼吸法”学起吧。这种方法简便易行，随时随地都能实践。

这种方法能激活副交感神经，放松毛细血管，舒缓身心，特别适合想要调节情绪的时候。

基础的腹式呼吸法有两种，分别是“轻度腹式呼吸法”和“深度腹式呼吸法”。后者的放松效果更强，但无论使用哪种方法，都能享受到腹式呼吸的益处。对大多数人而言，从“轻度腹式呼吸法”练起会更容易一些。大家可以结合自身实际情况，从更容易上手的那种练起。

具体方法如下一页所示。请大家只专注于“呼吸”这一件事，暂时搁置脑海中的各种杂念。因工作或照顾孩子忙得不可开交的人难免会一直惦记着“下一步该做什么”。在这种状态下，交感神经会一直占主导地位，使人难以放松。如果你也属于这种情况，不妨随着呼吸的节奏，试着放空头脑。

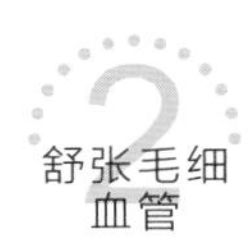

# 基础腹式呼吸法

让我们从最基础的两种腹式呼吸法学起。两种方法都很简便易行，随时随地都能练。

## 轻度腹式呼吸法

1. 全身放松，舒舒服服坐在椅子上。
2. 通过鼻子进行缓慢的深呼吸，感受腹部和胸部的起伏。
3. 用鼻子吸气，手掌置于肚脐上方，感受腹部轻微鼓起。
4. 用鼻子呼气，感受腹部轻微下凹。同时关注隆起的胸口。
5. 重复数次步骤 3 和 4 。

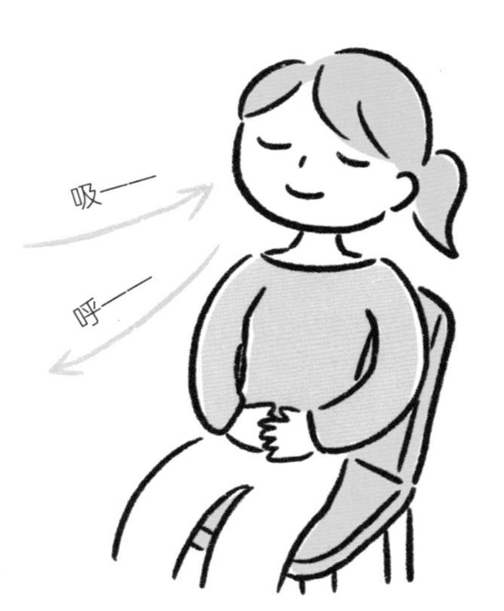


## 深度腹式呼吸法

1. 用鼻子呼吸，吸气时“从1数到10”，呼气时“从9数到1”，以此类推。
2. 如果数完后还没有放松下来，则重复上一步。

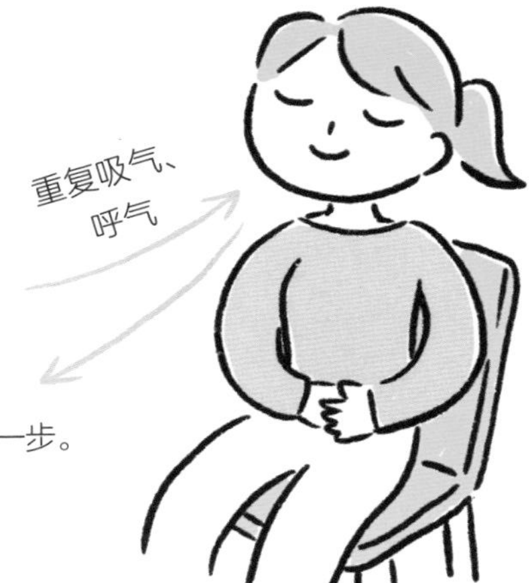

呼吸法 2

# 适合白天的“448呼吸法”

掌握了最基础的腹式呼吸法后，就可以挑战难度略高的“448呼吸法”了。

这种呼吸法能更加有效地舒缓身心，紧张或烦躁的时候不妨一试。

当我们处于重压之下时，呼吸会在自主神经的作用下变浅，脉搏和血压也会相应升高。而呼吸一旦变浅，人体就会加快呼吸节奏，以摄入充足的氧气，于是呼吸就会更浅、更快，形成一个恶性循环，同时降低血液中的二氧化碳含量。所以“448呼吸法”中有“屏住呼吸”这一步。如此一来，便能使血液中的二氧化碳含量恢复正常，调整紊乱的呼吸节奏。

实践这种呼吸法时，请大家从轻度腹式呼吸法练起。全身放松，感受腹部的起伏。然后花4秒慢慢吸气，屏住呼吸4秒，再花8秒慢慢呼气。在呼气的最后阶段，要有“向下挤压腹部”的感觉，把气吐干净。这样才能充分调动横膈膜，激活副交感神经。

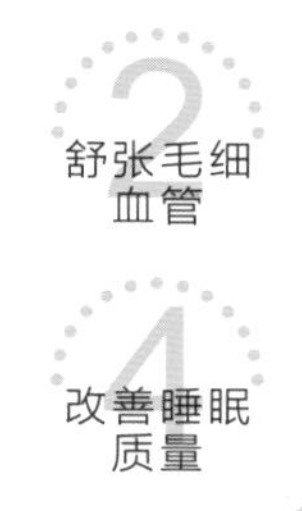

# 448呼吸法

情绪紧张、压力大的时候，不妨试一试这种呼吸法。不一定要坐着，站着练也行。

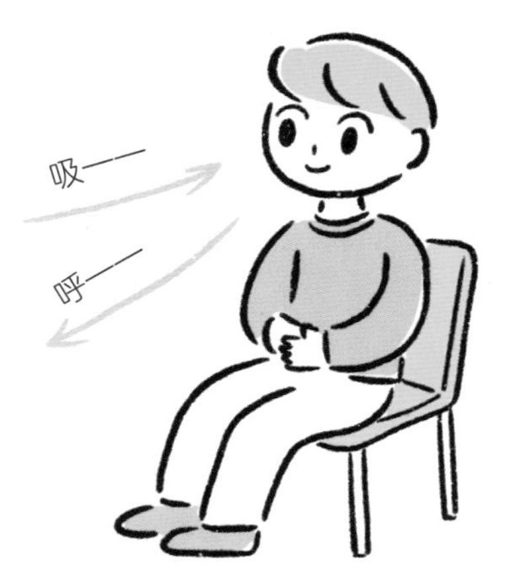


1 重复“轻度腹式呼吸法”（详见P079）2~3次，调整呼吸。

2 花4秒慢慢吸气，感受腹部的隆起，然后屏住呼吸4秒。

3 用鼻子慢慢呼气，持续8秒，想象自己在挤压腹部。

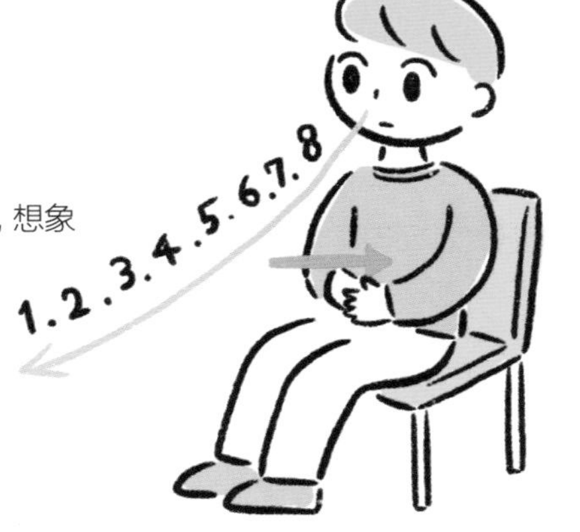


4 重复4次步骤 2 和 3 。

呼吸法3

# 适合睡前的“淋巴循环呼吸法”

睡前练一练“淋巴循环呼吸法”是有益身心健康的好习惯。顾名思义，这种呼吸法可以激活淋巴细胞，提高免疫力，同时有助于改善水肿、体寒等身体不适，对睡眠质量也有一定的改善作用。

这种呼吸法不是站着或坐着练的，而是躺着练的。而“仰卧”这种姿势可以使下半身摆脱重力，促进淋巴循环。“屈膝”有助于放松腹部肌肉，为横膈膜的运动创造有利条件。

汇聚淋巴液的“乳糜池”离横膈膜不远。腹压在横膈膜运动的影响下发生改变时，乳糜池中的淋巴液就会受到刺激，更容易流动起来。乳糜池周边通畅了，淋巴液便能一鼓作气流向左锁骨下静脉（即淋巴管的出口），确保淋巴液在全身高效循环。

具体的操作方法是用5秒吸气，再用10秒呼气。在此过程中，要有意识地让腹部隆起或下凹。

## 淋巴循环呼吸法

腹式呼吸也有助于刺激淋巴，改善淋巴循环。这种呼吸法特别有效，不妨一试。

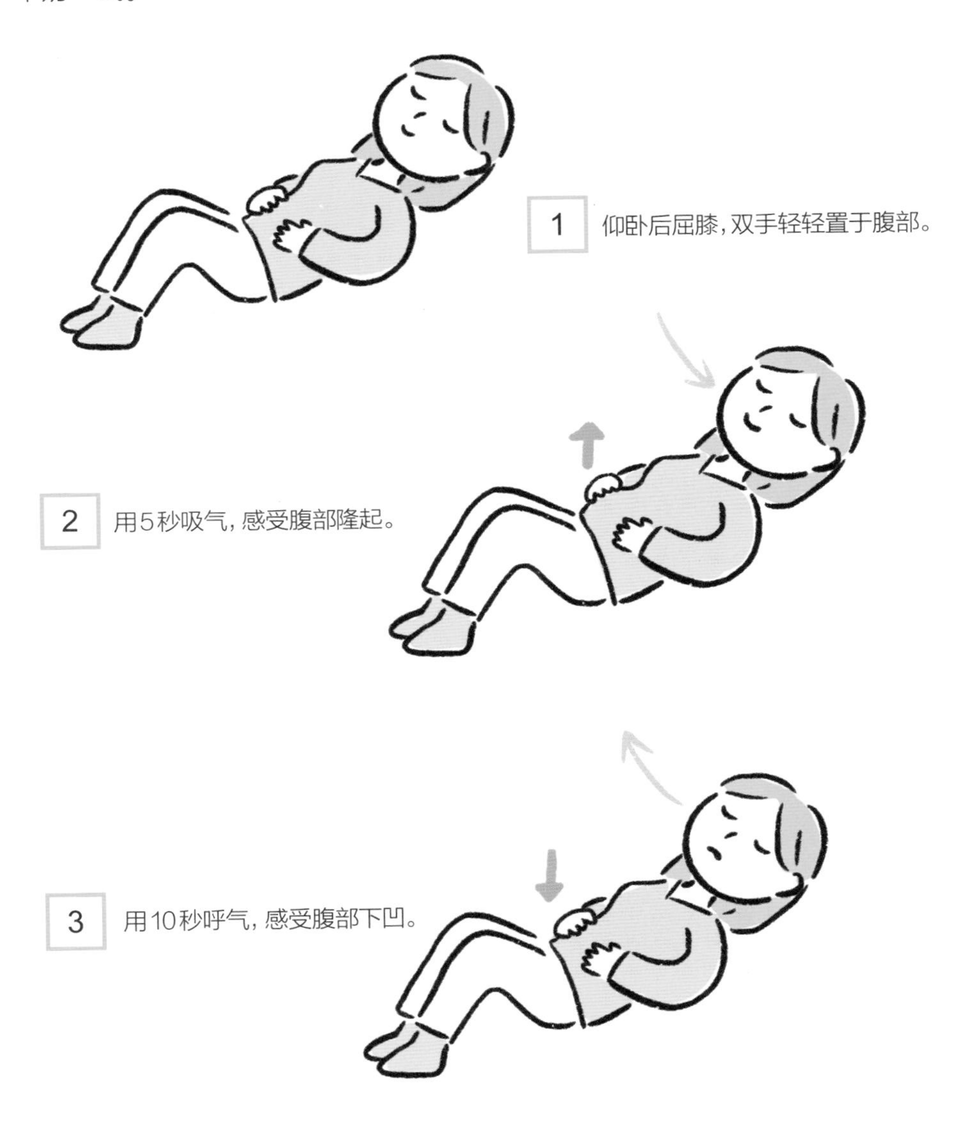


4 重复数次步骤 2 和 3 ，放松身心。

# 以“正念”放松大脑与心灵

近年来，“正念”一词的热度逐渐上升。“正念”是一种冥想法，在美国商业界曾备受关注，因为实践这种方法有助于改善大脑机能。其功效也在医学层面得到了证实，并被用于治疗抑郁症和其他疾病。

正念的一大益处就是抑制“默认模式网络”的活动。默认模式网络是一套大规模脑网络，其性质类似于电脑的休眠待机模式，确保我们在迷迷糊糊的时候也能立刻切换到活动状态。但休眠待机模式维持起来也需要大量的能量。据说用于大脑的能量大约有80%被消耗在默认模式网络上。而正念能让大脑得到片刻的喘息。

此外，正念还有助于让副交感神经占主导地位。使用我开发的自主神经机能测量仪进行的一项研究也证实了这一点。

要练习正念，就得先学习基础的冥想姿势与步骤（详见之后的内容）。“步行冥想法”操作起来尤其简单，值得一试。大家不妨养成习惯，主动为疲惫的大脑和心灵创造休息的机会。

# 抑制默认模式网络的过度活动，防止大脑疲劳

正念有助于抑制腹内侧前额叶皮层和后扣带皮层（默认模式网络的组成部分），进而防止大脑过度活动，扫清疲劳，带走脑海中的种种杂念，令人神清气爽。

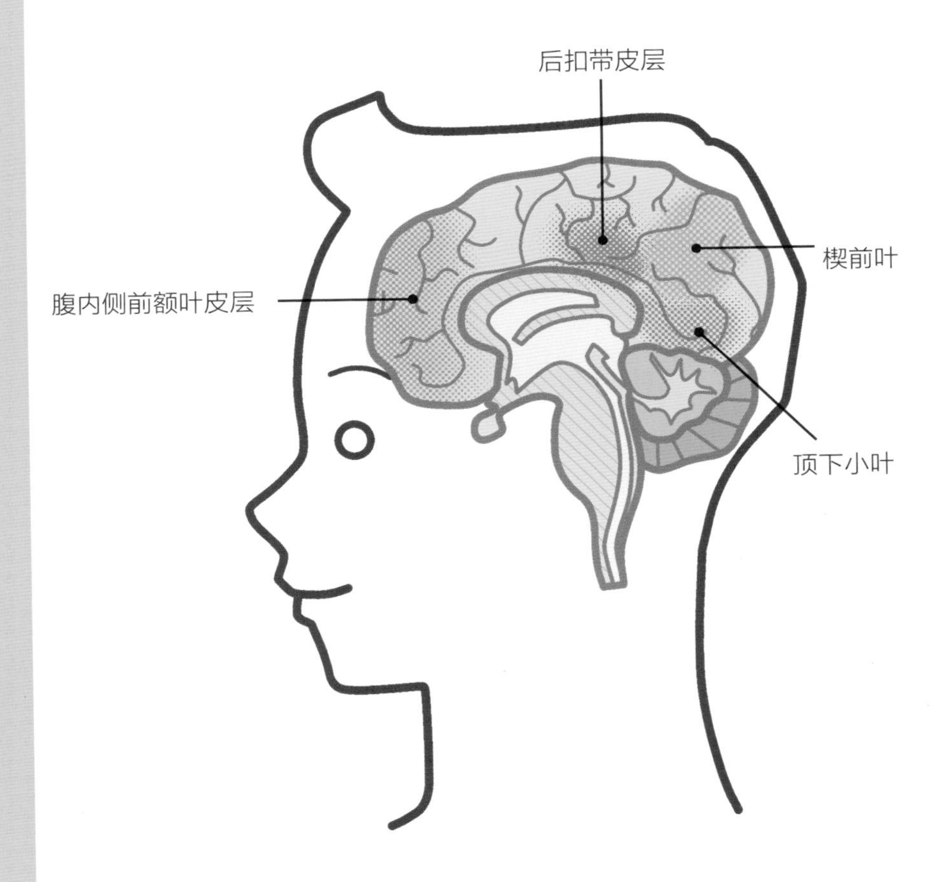


默认模式网络是一套大规模脑网络，由上述部位组成。有时候你以为自己在发呆，没在动脑子，殊不知这套网络仍处于“通电”状态，会持续消耗能量，对脑神经也会产生一定的负担。

冥想1

# 冥想时专注于“此时此地”

做正念练习时，请在专注于“此时此地”的前提下开展冥想。这样有助于缓解大脑疲劳，改善大脑功能，纾解压力并改善自主神经系统的平衡。

冥想的基本姿势和步骤如下：首先，以端正的姿势坐在椅子上或席地打坐。然后闭上眼睛，试着清空大脑。刚开始可能会很困难，因为会有各种杂念接二连三地浮现出来，有些关乎往事，有些则和接下来要做的事情有关。但我们不必强迫自己不去想它。接纳现状，想象“放下杂念的自己”即可。

一边呼吸，一边默数，同时要重点关注鼻子和胸腹的运动。总而言之，要尽量将注意力集中在正在冥想的自己身上。如此一来，你也许会比平时更敏感地捕捉到周围的气味和声音。

在日常生活中留出冥想的时间，定期做正念练习，你就会逐渐掌握专注于“此时此地”的诀窍，进而站在更高的维度俯瞰事物，而不至于被自己的情绪左右。

2
舒张毛细血管

## 冥想的基本姿势和步骤

腹式呼吸要在身体放松的状态下进行，冥想时则要抬头挺胸，保持姿势端正。

### 坐在椅子上

1 坐在椅子上，背部挺直，肩膀放松。

2 闭上眼睛，边呼吸边默数，关注参与呼吸的鼻子与胸腹。专注自身，无视杂念。

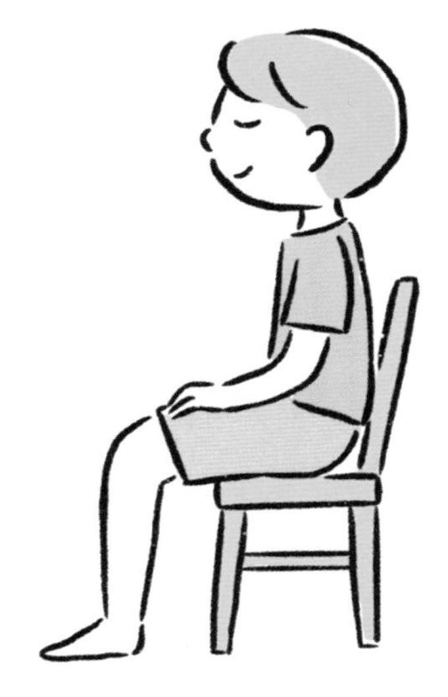

### 打坐

1 右脚架在左髋关节上，左脚架在右髋关节上。架不上去也没关系，盘腿坐即可。可以在臀部下方垫一张厚坐垫。

2 闭上眼睛，边呼吸边默数，关注参与呼吸的鼻子与胸腹。专注自身，无视杂念。

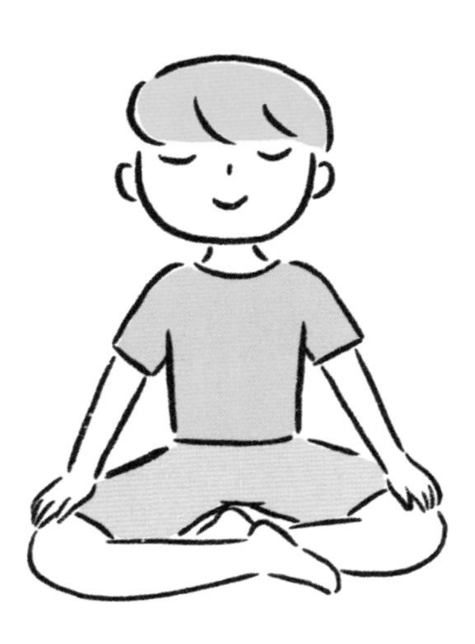

冥想 2

# 一边走路一边冥想

随着运动的节奏进行冥想，便是所谓的“步行冥想法”。这种方法有助于增加运动量，而且有节奏的运动还能刺激人体分泌血清素，可谓“一石三鸟”，特别适合那些试图在逻辑层面梳理思绪，以至于无法进入冥想状态的人。

具体步骤如下：首先以放松的姿势原地立定，做几次深呼吸。然后将注意力转向接触大地的脚底，再自然呼吸几次。

完成上述准备工作后，再缓缓迈开步子。用心感受脚底踩踏地面的触感，感受重心是如何在右脚和左脚、脚底和脚趾间转移的。逐渐习惯之后，每走一步都要专注于身体的各个部位，包括背部、臀部、手臂、肩膀、胸部和颈部，是如何运动的。

就算此时有其他想法浮现于脑海中，分散了注意力，也不必过于纠结。接受现状（“有杂念冒出来了”），及时放下，将注意力重新集中于身体的运动即可。

步行有助于激活大脑中负责识别位置的海马体。步行约5分钟后，θ 波就会成为优势脑波，代表大脑处于深度放松状态，而这种状态有助于缓解大脑疲劳。友情提醒，请大家务必在车流量较少的安全路段实践这种步行冥想法。

2 舒张毛细血管　4 改善睡眠质量

## 步行冥想法

走路时关注“脚底是如何接触大地的”“重心是如何转移的”。

1 以放松的姿势原地立定，做几次深呼吸。将注意力转向脚底，自然呼吸数次。

2 慢慢行走，关注脚底和重心的转移。

3 习惯后试着关注身体的其他部位是如何运动的，用自己觉得舒服的步速行走。

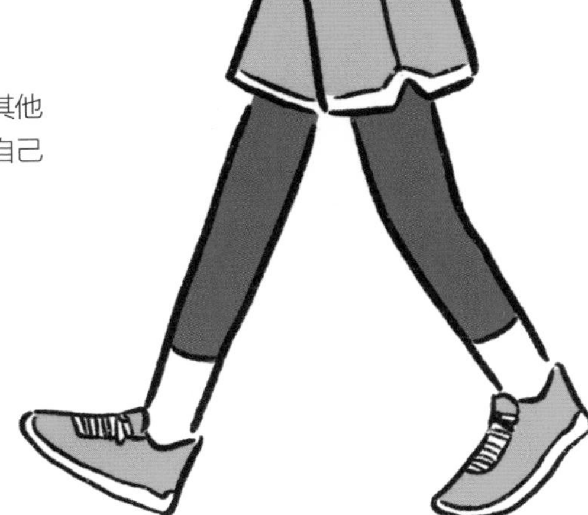

专注于身体的运动！

# 适度运动有助于增加毛细血管

巧妙搭配无氧运动和有氧运动，有助于增加毛细血管，激活细胞呼吸。养成良好的运动习惯有益于维持毛细血管的健康，还能让变少的毛细血管恢复到原先的数量。

其实力量训练（无氧运动）的本质就是对肌肉施压，造成一定的损伤，借助人体的复原力强健肌肉。在这个过程中，毛细血管也会相应增加。力量训练还有“增加线粒体”这一益处。如前所述，线粒体是负责合成能量的细胞器。此外，力量训练会使肌肉产生乳酸，而乳酸能发挥出信号物质的作用，促进生长激素的分泌。

不过强度过大的力量训练会产生大量的活性氧，觉得“稍微有点吃力”的强度刚刚好。

将力量训练与步行等有氧运动结合起来，便能产生协同效应，相辅相成。两者穿插组合而成的循环训练也非常有效。减肥瘦身自不必说，还能促进激素的分泌，使细胞充满活力，从而提高机体免疫力。而且运动能促进血液循环，确保营养物质和氧高效运输至全身，激活细胞呼吸，强化免疫系统。

# 力量训练+有氧运动
# 增加毛细血管，改善血液循环

任何时间锻炼都可以，不过效率最高的时间段莫过于傍晚。因为自主神经系统会在这个时候切换到副交感神经占主导地位的状态，关节会因此变得柔软灵活。运动能显著促进全身的血液循环，并改善心肺功能。通过傍晚的运动刺激人体分泌生长激素，就能在睡眠期间持续享受到这种激素带来的效果。

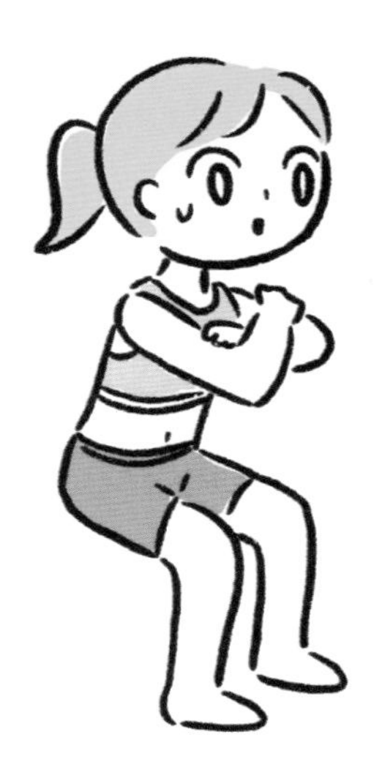

**力量训练（稍微有点吃力）**

无氧运动好处多多，可增加毛细血管和细胞中的线粒体，刺激人体分泌生长激素。但训练强度过大会导致横膈膜和盆底肌紧绷，有碍呼吸，所以觉得“稍微有点吃力”的强度刚刚好。

↓

毛细血管增加

＋

**有氧运动（步行）**

有氧运动要选“让额头略微冒汗”的项目。步行就是一种不挑人的有氧运动，难度低，上手快。除了改善血液循环，步行还有助于锻炼呼吸肌，改善心肺功能。而且步行是一种有节奏的运动，可以促进人体分泌血清素。男性的理想步数是每天10 000步，女性则是每天8 000步。

↓

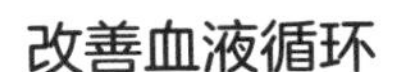

改善血液循环

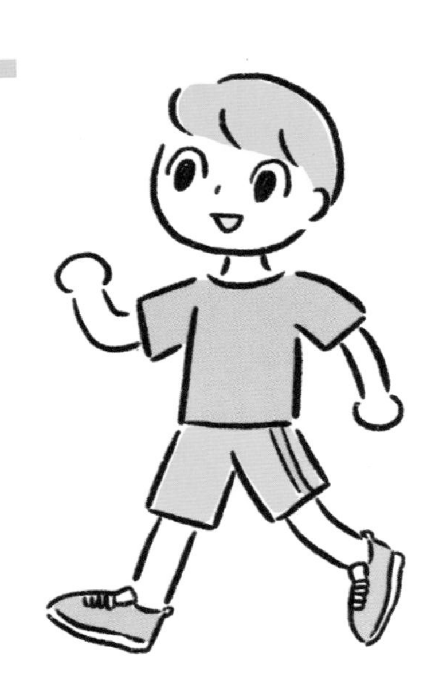

运动

# 设计多套力量训练菜单，交替练习

基础的力量训练不需要专门去健身房，也不需要刻意准备哑铃等工具。选几个靠自重就能训练的动作，比如俯卧撑、腹背运动和深蹲，每天轮换即可。

轮换不光是为了“防腻”，还完美契合了肌肉的增长机制。因力量训练受损的肌肉需要两天左右的时间自我修复，利用这段时间锻炼其他部位，便能以更高的效率强健全身的肌肉。

训练时要重点关注下半身。因为臀部和大腿这两个部位的肌肉占了全身肌肉总量的70%左右，锻炼这些肌肉群可以有效提升肌肉量。

小腿也是需要重点关注的部位。因为小腿在循环中起到了“泵”的作用，负责将那些受重力影响聚集在下半身的血液和淋巴液推向心脏。只要锻炼小腿肌肉，增加小腿的毛细血管，泵的输送能力便会相应提升，这样能改善血液循环和淋巴循环，确保细胞享受到足够的氧和其他营养物质，从而激活细胞呼吸。

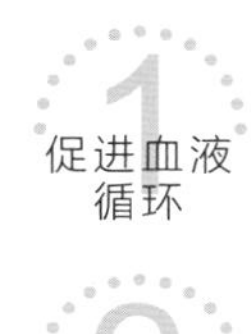


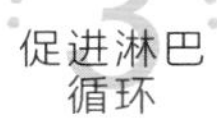

# 一周健身计划参考

每天锻炼不同的部位，每次5分钟。结合有氧运动效果更佳。

5分钟

## 力量训练

建议选择无须设备的自重训练动作，这样不容易伤到肌腱。每个动作慢慢做，还有助于促进人体分泌生长激素。每天换不同的项目，便能高效地锻炼不同部位的肌肉。

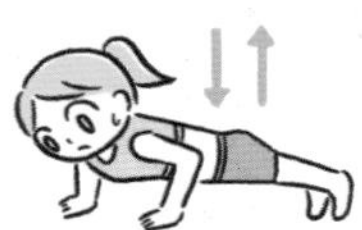

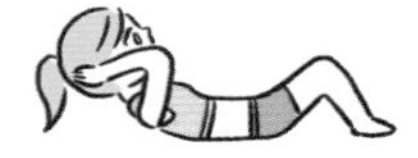

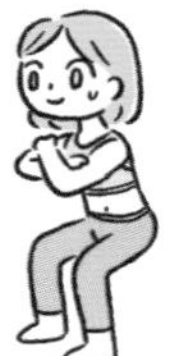

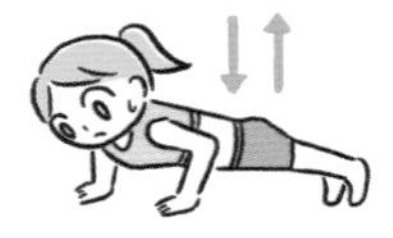

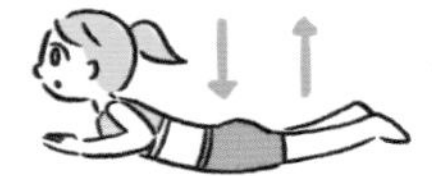

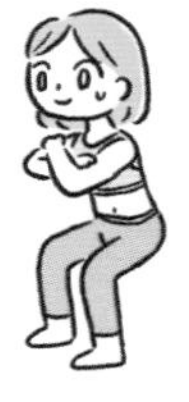

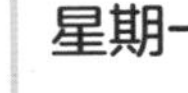

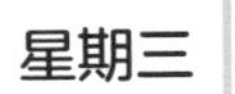

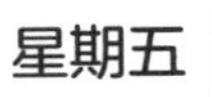

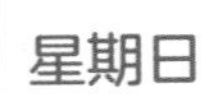

|  |  |
| --- | --- |
| 星期一 | 俯卧撑 |
| 星期二 | 腹背运动 |
| 星期三 | 深蹲 |
| 星期四 | 俯卧撑 |
| 星期五 | 腹背运动 |
| 星期六 | 深蹲 |
| 星期日 | 休息 |

＋

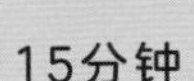


## 有氧运动

选择可持续进行15分钟而不至于气喘吁吁的项目即可。除了步行，还有跳舞、游泳、台阶运动等。

了解更多

### 30 分钟的循环训练也不错

有氧运动和无氧运动穿插进行的“循环训练”可有效提升肌肉力量，改善心肺功能。大家可以根据自身情况，将各种项目组合起来轮流练。比如俯卧撑 30 秒→台阶运动 30 秒→仰卧起坐 30 秒→台阶运动 30 秒……

# 俯卧撑

可有效锻炼上臂和胸腹的肌肉。若想降低强度，可选择跪姿俯卧撑。

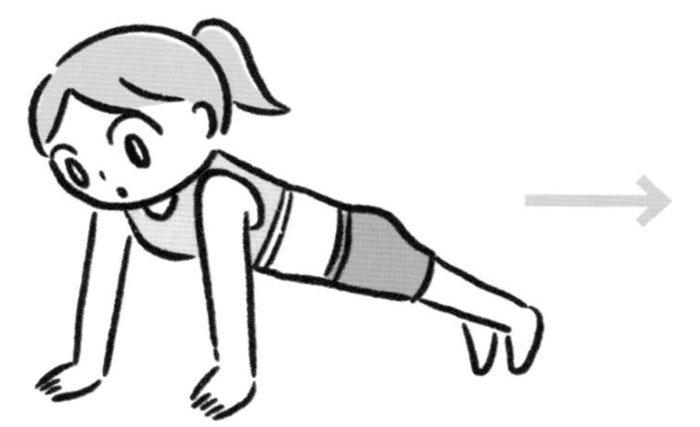

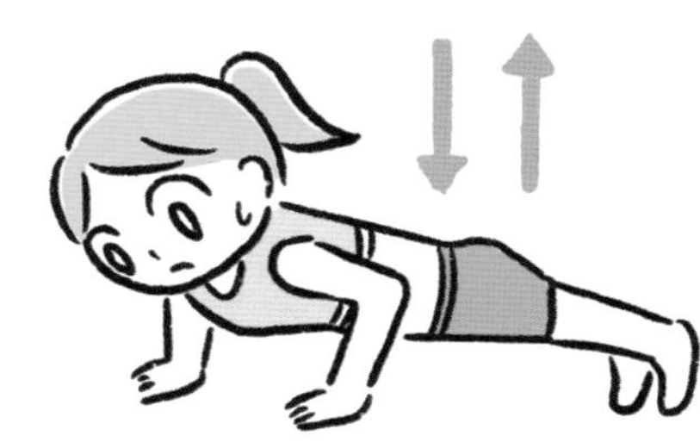

1 双手撑地，略宽于肩，肘部伸直。双脚只有脚尖接触地面。

2 在保持身体挺直的状态下弯曲手肘，下降到紧挨地面的位置，保持1~2秒，然后以手撑地，回到步骤 1 的位置。

3 慢慢重复步骤 2 ，做10次×3组。

## 腹部运动

有助于紧实腹部。
量力而为，以免伤到背部和颈部。

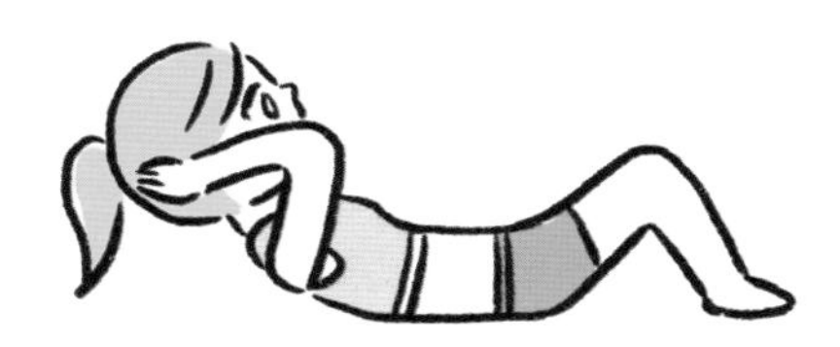

1 仰卧，双膝弯成90度，以手扶头。

2 蜷起上半身，然后慢慢回到步骤 1 的位置。

3 重复步骤 2 ，做10次×3组。

## 背部运动

练完了腹部，再练一练背部。
锻炼效果与引体向上相当。

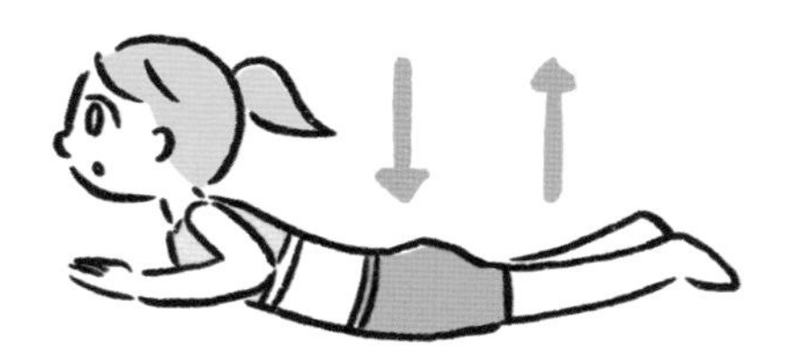

1 趴在地上，两臂紧贴身侧，手掌撑在胸口边。

2 同时缓慢抬起胸部和下肢，背部挺起的状态保持1~2秒，然后慢慢回到步骤 1 的位置。

3 重复步骤 2 ，做10次×3组。

## 深蹲

利用自身重量，高效锻炼臀部与下肢肌肉。

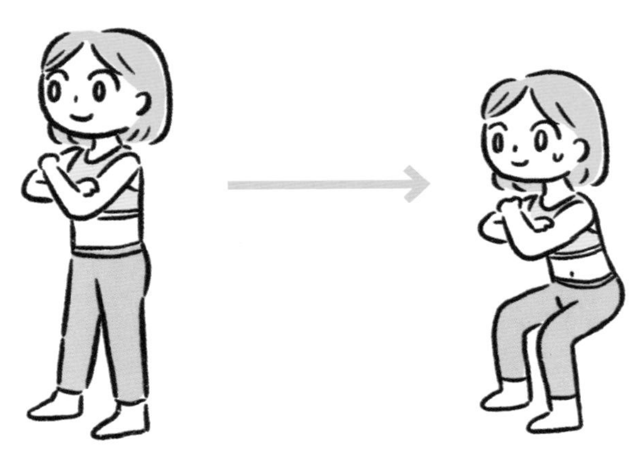

1 双脚分开，与肩同宽，抬头挺胸。双臂在胸前交叉。

2 臀部后压，直到大腿与地面平行（切记膝盖不能超过脚尖）。然后慢慢回到步骤 1 的位置。

3 重复步骤 2 ，做10次×3组。

没时间锻炼怎么办？

## 脚尖点地运动

坐着也能练，办公健身两不误。

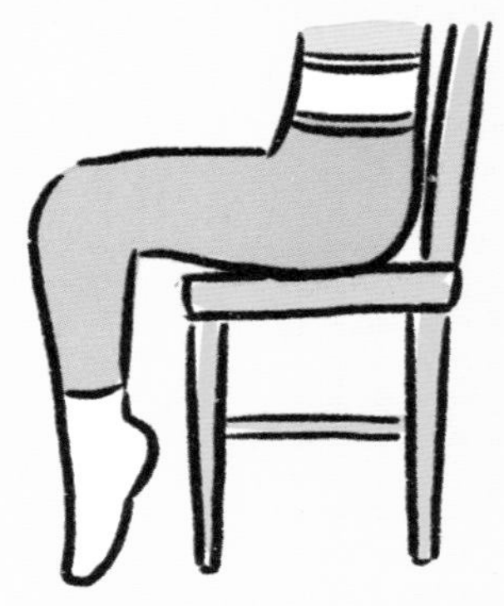

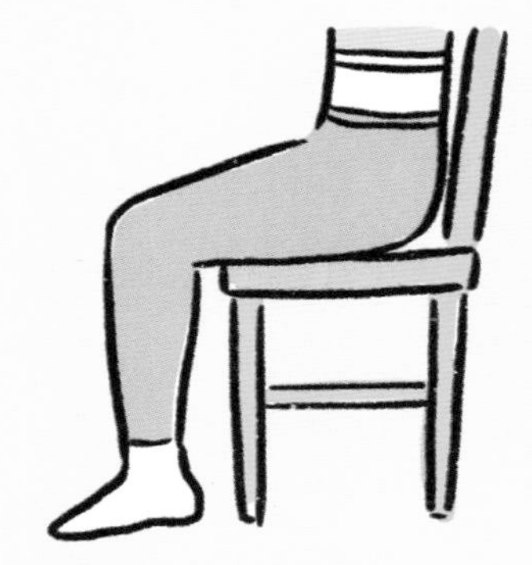

1 坐在椅子上，花5秒左右慢慢抬起双脚脚跟，“脚尖点地”的姿势保持1~2秒。

2 再花5秒左右慢慢放下脚跟。重复10次。

# 泡温水澡+拉伸运动可促进血液循环

泡温水澡有诸多益处，可以促进毛细血管舒张，让副交感神经占主导地位，改善血液循环，温暖全身，是有助于全面提高免疫力的好习惯。只淋浴而不泡澡，则错过了提高免疫力的好机会。不过泡澡时水温不宜太高，否则会刺激交感神经，干扰睡眠，降低免疫力，适得其反。

泡澡的时间最好安排在入睡前1～2小时，放一缸温水，泡上20～30分钟。如此一来，毛细血管便会扩张，感觉全身暖洋洋的。有条件的话，还可以在浴缸里做些拉伸运动，进一步促进血液循环。还有一点请大家留意：人会在泡澡时出很多汗，请务必适时补水。

洗完澡后也可以做一些拉伸运动舒展身体，或是通过按摩促进淋巴循环，放松身心。

泡澡对调节人体体温也大有助益。人体末梢会随着毛细血管的扩张升温，而身体核心的温度则会在泡澡后逐步下降。配合深层体温的下降进程就寝，就能顺利入睡，安睡一整晚。

1
促进血液循环
2
舒张毛细血管
3
促进淋巴循环
4
改善睡眠质量

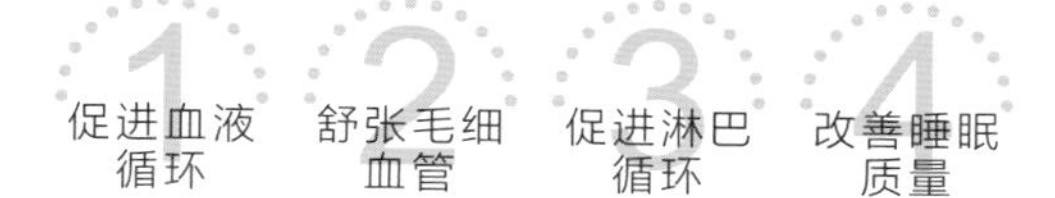

# 睡前1~2小时泡个温水澡
# 有助于提高睡眠质量

放一缸温水（38~41℃），泡20~30分钟的效果最佳。可促进毛细血管舒张，使血液循环至身体各处。深层体温在泡澡时急剧上升，但洗完后1小时左右便会逐渐下降，为入睡创造条件。

### 泡温水澡

**副交感神经占主导**

↓

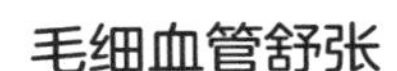

**毛细血管舒张**

↓

**促进血液循环**

↓

**改善睡眠质量**

恰到好处的温度和浮力有助于放松全身。副交感神经占据主导地位，引导毛细血管舒张，让温暖的血液流转全身，为高质量的睡眠打下基础。如此安睡整晚，就能享受到生长激素带来的益处。

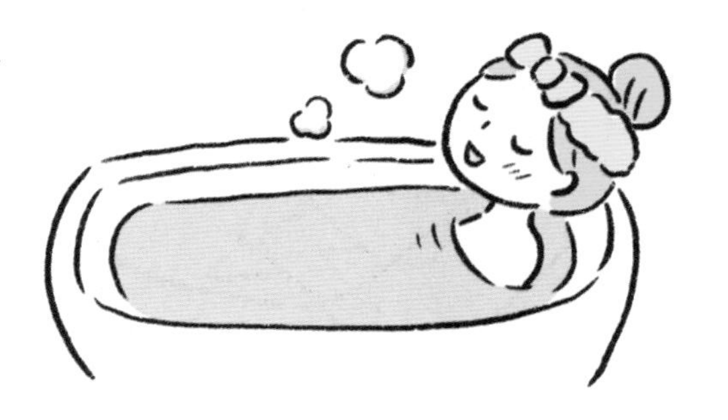

### 仅淋浴

**交感神经继续占主导**

↓

**难以入睡**

淋浴无法让全身暖和起来，放松效果不佳，因此副交感神经难以“上位”，交感神经继续占主导地位。体温没有明显变化，毛细血管也无法强力舒张，无法形成有利于熟睡的状态，导致睡眠质量难以提高。

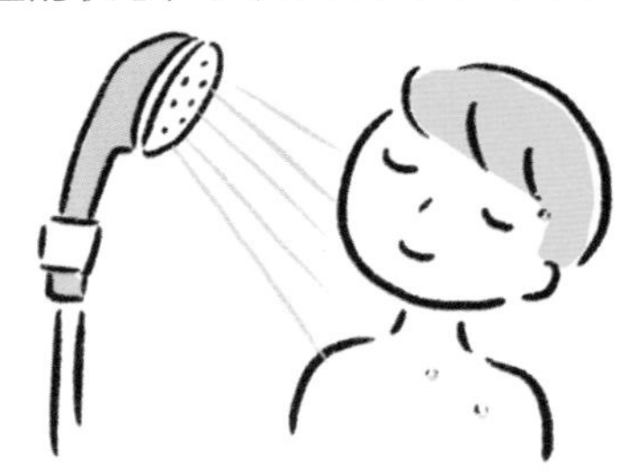

#### 了解更多

**碳酸浴盐＋按摩浴缸促进细胞呼吸**

两者的结合能在洗澡水中产生非常细小的气泡。气泡爆裂时产生的超声波有按摩、温暖身体的功效。全身的毛细血管会分泌适量的一氧化氮，促进血管舒张，并激活细胞呼吸。

# 适合在泡澡时做的降压拉伸运动

边泡澡边拉伸，功效加倍!

### 颈部拉伸

缓缓向前低头，然后缓缓后仰，再按顺时针方向慢慢转动头部，逆时针方向再转一圈。重复3次。

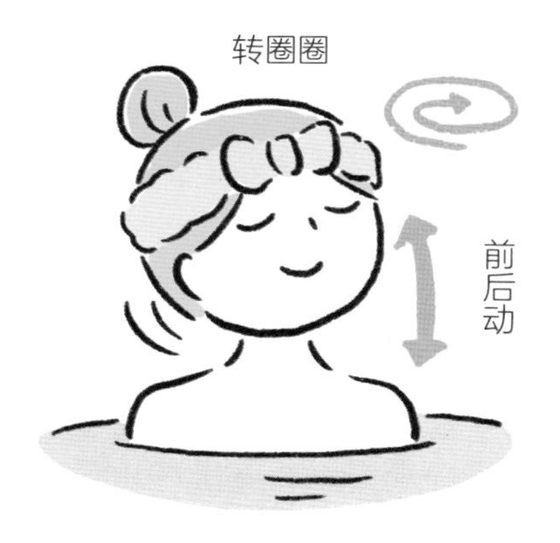


### 手腕拉伸

伸出一只手，手掌朝下，用另一只手握住手指往上掰，然后再握住手指往下掰。重复10次左右。另一只手也用同样的方法拉伸。

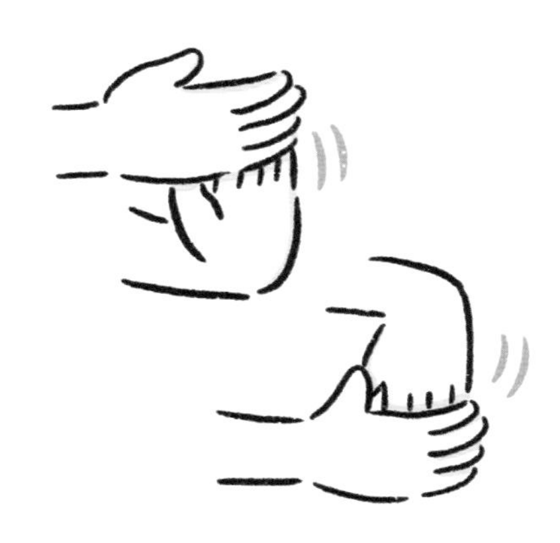

试试看!

### 用花洒促进淋巴循环

用沐浴液搓洗身体时，最好采用“中心→末端”的顺序。从头部到胸部，再到肩部、双手、背部、腰部、臀部、大腿、膝盖和双脚，轻轻搓洗。冲洗时则要将花洒的水温调得略高一些，从末端冲向中心，方向与搓洗时相反。

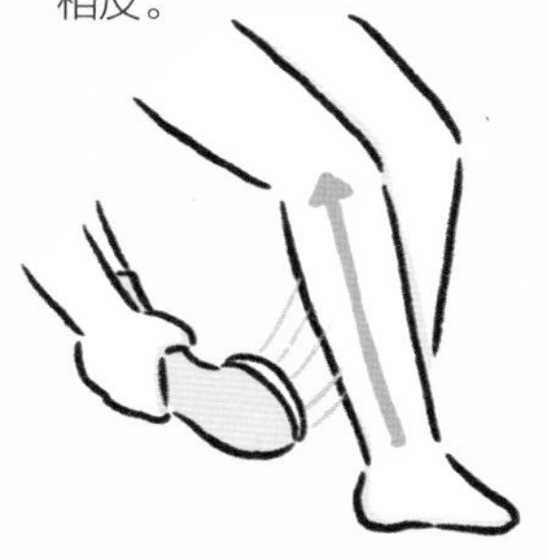

### 扭动身体

左腿自然向外弯折，右腿支起，伸到左腿外侧。保持背部挺直，上身向右扭转，保持10秒。不要用力过猛，一边慢慢呼吸，一边感受扭转是如何自然加深的。然后换一个方向。

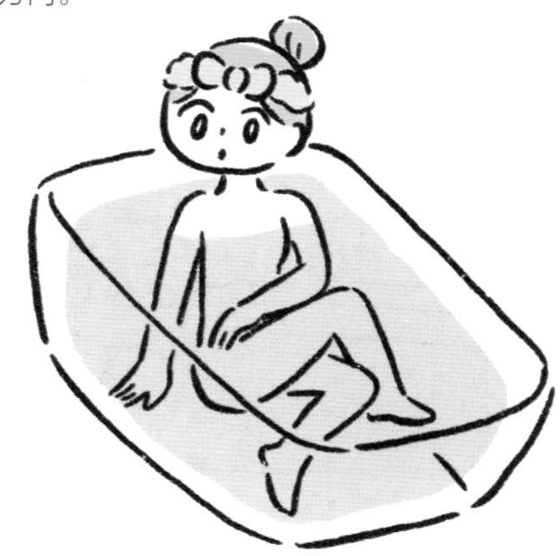

## 沐浴后的拉伸＆淋巴按摩

伸展+按摩，进一步放松身体。

### 大腿拉伸

坐在地上，两腿分开成力所能及的宽度，一条腿向后弯折。缓慢呼吸，上半身前倾，尽量用腹部去碰触大腿的前侧。然后换另一条腿，用同样的方法拉伸。重复5~10次。

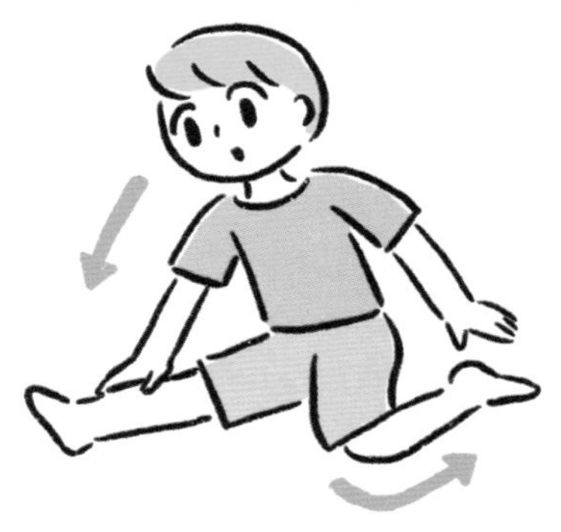

### 髋关节拉伸

盘腿坐在地上，脚底相对。握住双脚，上半身前倾（期间尽量保持背部挺直）。缓慢呼吸，保持10秒，然后抬起上半身。重复5~10次。

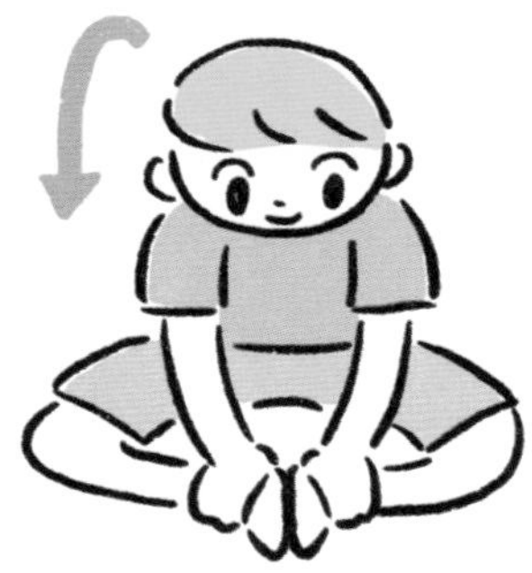

### 淋巴按摩

按"锁骨（淋巴的出口）→末端"的顺序，依次按压右图中的淋巴结（蓝色标记）。

轻轻按压3秒左右即可，不要太用力，然后沿淋巴液的流动方向（箭头方向），自末端向中心按摩。力度太大反而有碍淋巴循环，请务必用手掌轻轻按摩。

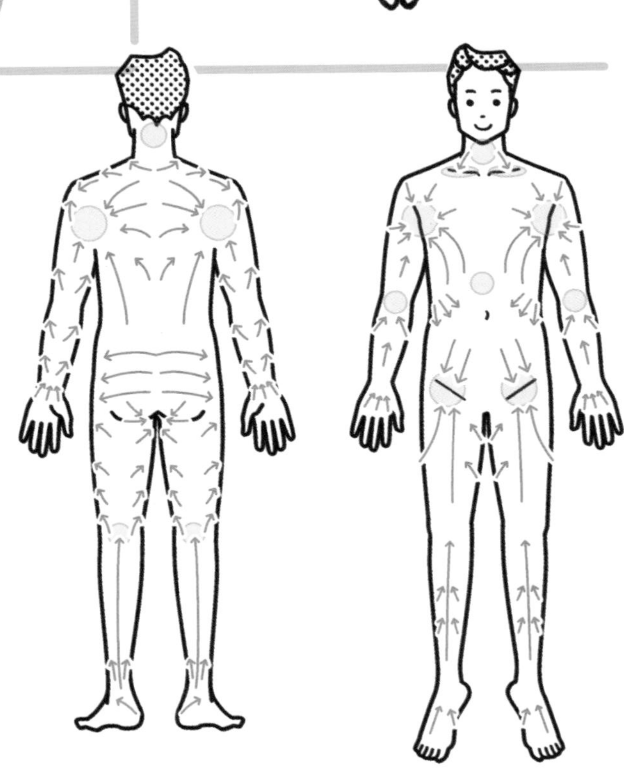

# 提高睡眠质量，促进人体分泌生长激素

高质量的睡眠能促进人体分泌生长激素等各类激素。顾名思义，生长激素能帮助青少年茁壮成长，促进成年人的细胞修复和再生，在人体的免疫机制中发挥着关键作用。

睡眠期间，我们会在“快速眼动睡眠”和“非快速眼动睡眠”这两种状态之间来回切换，而生长激素的分泌高峰一般出现在入睡后90~180分钟，尤其是深度非快速眼动睡眠期间。

机体的修复养护离不开生长激素，而生长激素的分泌离不开快速入眠与深度睡眠。

良好的睡眠也是增强免疫力的关键。实验表明，睡得好的人不容易感冒。另有数据显示，睡得好的人更容易在接种疫苗后产生抗体。

有两个好习惯可以帮助我们实现高质量的睡眠，那就是“起床后为身体合成睡眠激素打下基础”和“睡前用正念冥想呼吸法充分放松”。具体方法如下一页所示，大家不妨有意识地在生活中实践看看。

# 深度睡眠有助于人体分泌生长激素，还能预防感冒

所谓“睡眠质量高”，就是达到了“深度非快速眼动睡眠”的状态。在这种状态下，人体能分泌出足量的生长激素。其实睡眠不光讲究“质量”，“数量”也很重要。实验结果显示，睡眠时间充足的人不容易感冒。

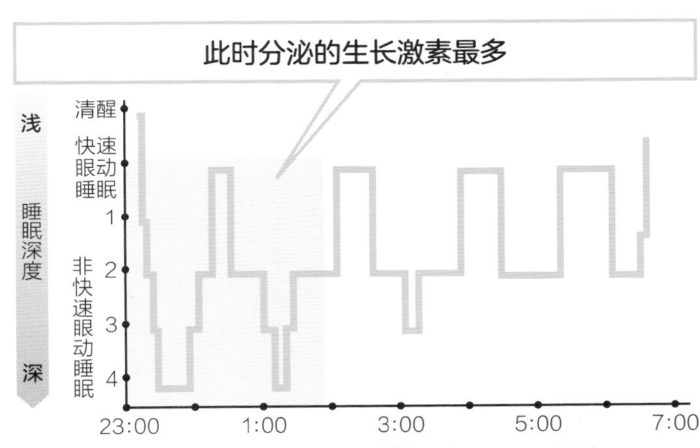


数据来源：根来秀行《保护身体免受病毒侵害》（日本 Sunmark 出版）

睡眠期间，人体会在快速眼动睡眠和四种深度的非快速眼动睡眠之间切换（以 90 分钟为周期）。非快速眼动睡眠旨在让大脑得到休息。人体在入睡后的前两次深度非快速眼动睡眠期间分泌的生长激素量最多。如果睡眠激素的水平不够高，或是就寝前没有充分放松，就无法达到深度非快速眼动睡眠的状态，进而影响生长激素的分泌量。

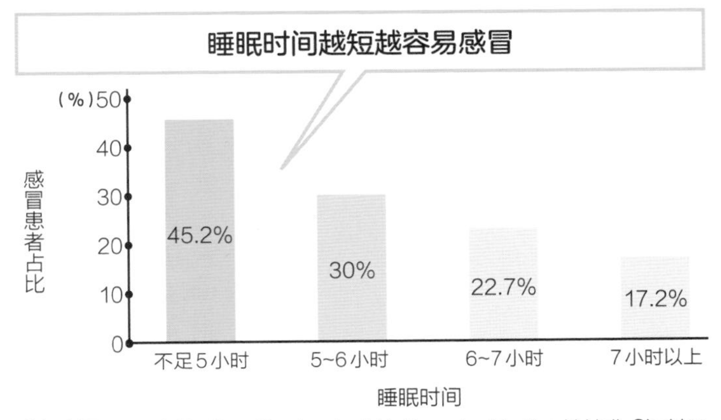


数据来源：Aric A Prather, Denise Janicki-Deverts, Martica H Hall, Sheldon Cohen “Behaviorally Assessed Sleep and Susceptibility to the Common Cold” Sleep, 2015 Sep 1;38（9）:1353-9.

美国学者在 2015 年发表的一篇论文分析了“感冒和睡眠时间的相关性”。研究人员让一群睡眠时长各不相同的健康人接触了感冒病毒，结果睡眠时间超过 7 小时的人感染率最低（17.2%），睡眠时间不足 5 小时的人有 45.2% 感染了病毒。由此可见，充足的睡眠也有助于人体抵御病毒。

## 7小时睡眠最有益于人体细胞再生

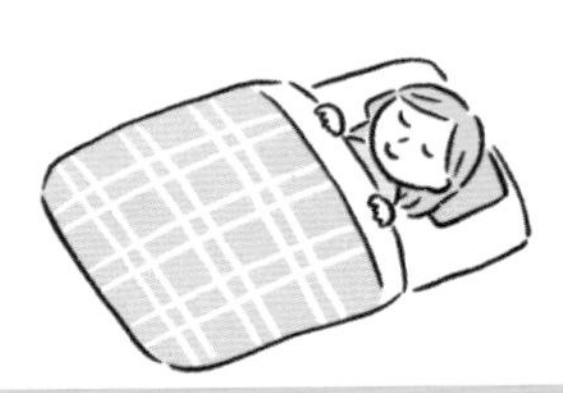

就寝后90分钟至3小时是生长激素的分泌高峰期，大脑也会在此期间向全身下达修复细胞的指令。如此一来，氧和其他营养物质就会被输送至全身各处的细胞，而修复工作本身还需要4小时左右，这意味着我们总共需要约7小时的睡眠时间。

睡眠1

# 起床后沐浴晨光，为分泌睡眠激素做好准备

褪黑素是一种睡眠激素，一般在起床15~16小时后开始分泌，分泌开始1~2小时后达到分泌高峰。褪黑素能降低血压和深层体温，使人体进入更容易入睡的状态，实现自然而优质的睡眠。褪黑素就是通过这种方式构建起“睡眠—清醒”的身体节律。人体分泌的褪黑素越多，睡眠就越深，睡眠质量就越好。

晨光与褪黑素的分泌时间密切相关。早晨有阳光射入双眼，体内的生物钟就会被重置，于是人体就会在之前提到的最理想的时间段分泌褪黑素。

换言之，优质睡眠的准备工作始于起床的那一刻。请大家尽量保持起床时间固定不变，充分沐浴晨光以调节体内的生物钟。如此一来，你就会在起床15~16小时后自然而然地产生困意，获得深度睡眠，帮助人体分泌更多的生长激素，确保细胞修复和再生工作顺利进行。

阴天的亮度也足以重置我们体内的生物钟。除了阳光，我们还可以借助人工照明（比如卧室的白色灯光）为分泌睡眠激素做好准备。

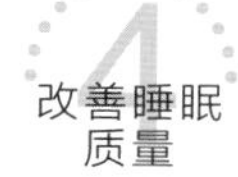

# 改善睡眠质量的好习惯（早晨篇）

起床后做的“准备工作”是提高睡眠质量的关键。按照自然节律生活，也有助于提高免疫力。

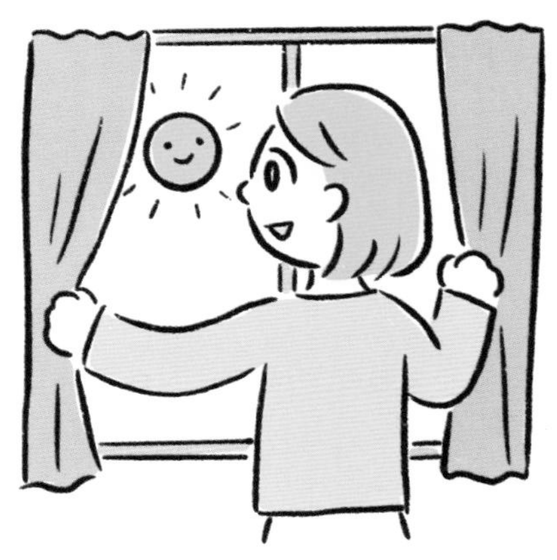

### 早上6~7点起床，沐浴晨光

对人体而言，“日出而作、日落而息”是最理想也最舒适的生活节律。日照时间虽然因季节而异，不过对照现代人的生活模式，便知最理想的起床时间是早上6点到7点之间。起床后一定要拉开窗帘，沐浴晨光，及时调节体内的生物钟。

### 23~24点就寝，养护身体

为保证7小时的睡眠时间，建议大家在23~24点上床就寝。沐浴晨光能有效促进夜间的褪黑素分泌，使人自然而然产生困意，迅速进入深度睡眠，释放生长激素，确保身体各部位的养护工作。为了一觉安睡到天亮，请大家用心营造良好的睡眠环境，比如确保室内足够昏暗。

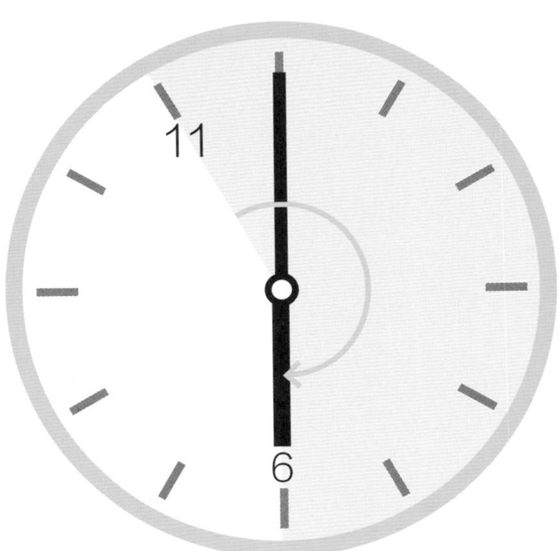


早上6~7点起床的话，晚上23~24点就是褪黑素的分泌高峰。褪黑素的效果会一直持续到次日沐浴到晨光之前。

了解更多

### 实在保证不了睡眠时间的话

睡晚了也没关系，关键在于保持起床时间固定不变，维持一定的生活节律。不过睡眠时间长期不足会导致“睡眠债务”的累积，因此还是尽可能保证7小时睡眠为好。

睡眠2

# 睡前练一练正念冥想呼吸法

睡前练一练“正念冥想呼吸法”也是一个好习惯。这种呼吸法不仅能促进入睡，还能改善睡眠质量，让你的头脑在第二天转得更快。

其实人睡着的时候，身心本就是比较放松的，此时的优势脑波是θ波（一般在放松时出现的脑电波），而不是α波（一般在大脑活跃时出现）。

在睡前练习正念冥想呼吸法能产生更多的θ波。采用这种呼吸法时，我们不会有多余的杂念，负责记忆的海马体便能卸下重担，为θ波的出现奠定基础。哈佛大学等研究机构的实验结果都能证明这一点。更有实验结果显示，正念冥想呼吸法能有效改善记忆力，特别是短期记忆力，即记忆事物并将其保存在记忆中的能力。

平时工作压力很大，每晚辗转反侧，忧心忡忡……想必很多读者都有这样的困扰。养成睡前练一练正念冥想呼吸法的习惯，就能在入睡时摆脱烦恼，让身体及时得到喘息的机会。

# 改善睡眠质量的好习惯(夜晚篇)

如果你有睡眠方面的困扰，不妨在睡前实践正念冥想呼吸法。一觉睡到天亮，第二天神清气爽!

**正念冥想呼吸法**

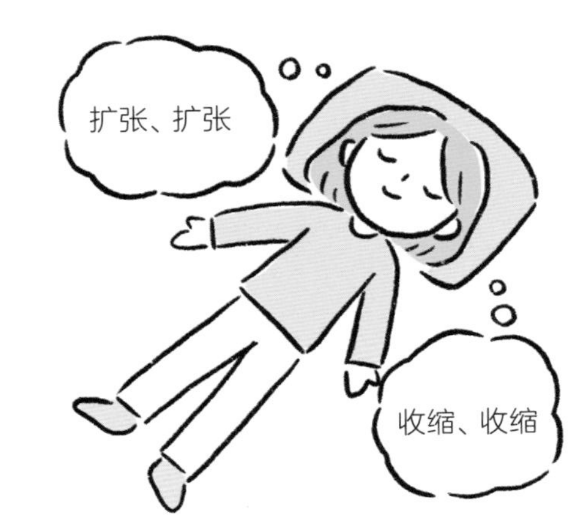


1 仰卧，四肢自然舒展，闭上眼睛。

2 自然呼吸，专注于胸腹的起伏。

3 吸气时默念“扩张、扩张”，呼气时默念“收缩、收缩”。

4 脑海中浮现杂念时，告诉自己“我在胡思乱想了”，并勾勒出“把杂念打包起来扔掉”的画面。平复心绪后，默念“我回来了”，继续专注于呼吸。习惯后将意识扩展到全身，想象“全身各处都在呼吸”。持续大约5分钟。

半夜醒来怎么办?

**“10-20呼吸法”**

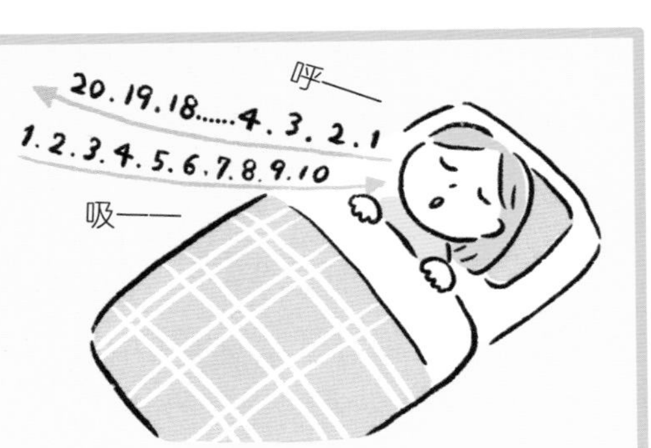


1 调整成自己觉得放松的姿势，自然呼吸数次。

2 缓缓呼气，想象自己在收紧腹部和肛门。

3 放松肛门，一边吸气一边数到10，同时鼓起腹部。

4 放松颈部到胸部，一边呼气一边数到20。途中再次收紧腹部和肛门，将肺里的气吐尽。

5 重复步骤 3 和 4 ，直到重新入睡。

好习惯总结

# 如何在日常生活中增强免疫力

自主神经系统、生物钟、毛细血管和细胞呼吸都与我们的健康密切相关。那我们应该如何在日常生活中确保这些机能顺利运转，提高免疫力呢?

早上6~7点起床，沐浴晨光。最好再喝1杯常温的水，补充睡眠期间流失的水分，顺便刺激一下胃肠道，促进排便。然后在起床后的1小时内用早餐，以唤醒胃肠道的生物钟。

白天要尽可能多地创造活动身体的机会，保持正确的坐姿与站姿。因为保持良好的姿势本就需要用到肌肉，有助于增加毛细血管。久坐办公室的朋友要有意识地实践“448呼吸法”（详见P080），每45~90分钟一次为佳，见缝插针做做拉伸运动也不错。

傍晚时分最好留出20~30分钟用于锻炼。轻度力量训练（无氧运动）+步行（有氧运动）可增加毛细血管，使身体适度疲劳，为晚上顺利入眠打下基础。早点用晚餐，在睡前1~2小时洗澡。争取在23~24点上床就寝，睡前练一练正念冥想呼吸法，便能一觉安睡到天亮。

上午

## 沐浴晨光，重置生物钟

一日之计在于晨。生物钟和24小时的体内节律能否正常运转，都取决于起床的时间与方式。早晨6~7点痛痛快快起床，沐浴晨光，吃一顿丰盛的早餐。再做些轻微的拉伸运动，改善末梢血流，为一整天的活动打好基础。工作期间穿插适度的休息和运动也有助于提高效能。

**远程办公期间如何安排一整天的时间（例）**

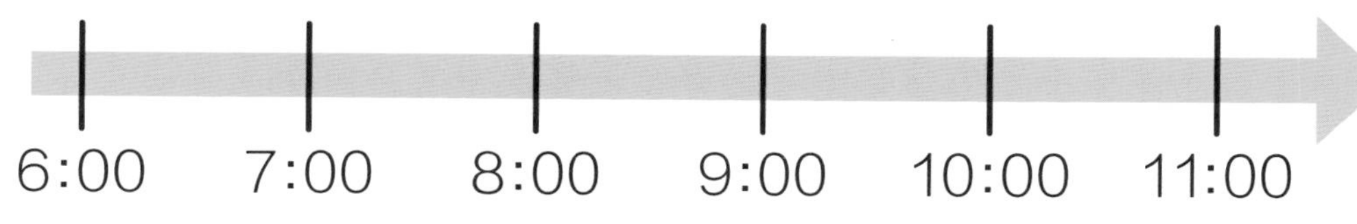


**起床**

6~7点起床，拉开窗帘沐浴晨光。

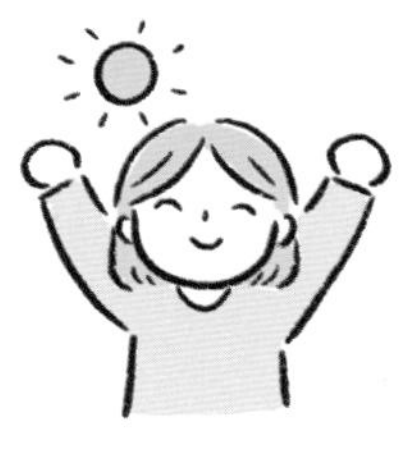

**吃早餐**

营养要均衡，碳水化合物、脂肪、蛋白质、膳食纤维都不能少。

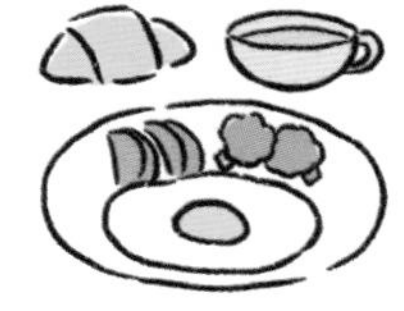

**工作期间保持正确的坐姿**

抬头挺胸。每隔45~90分钟起来走动一下，做做拉伸运动。

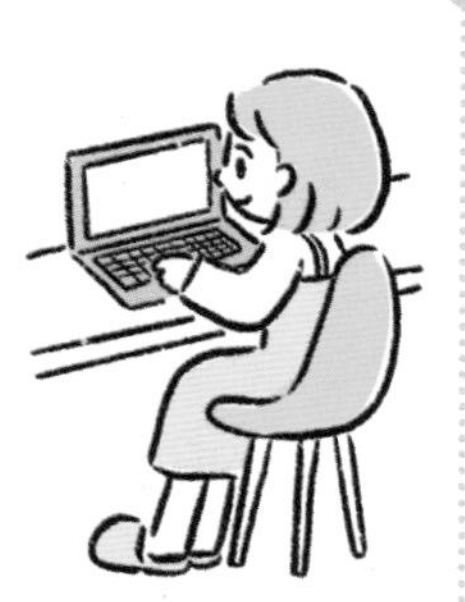

**边走边冥想**

时间充裕的话，可以走15分钟左右。这样也有助于提升工作效率。

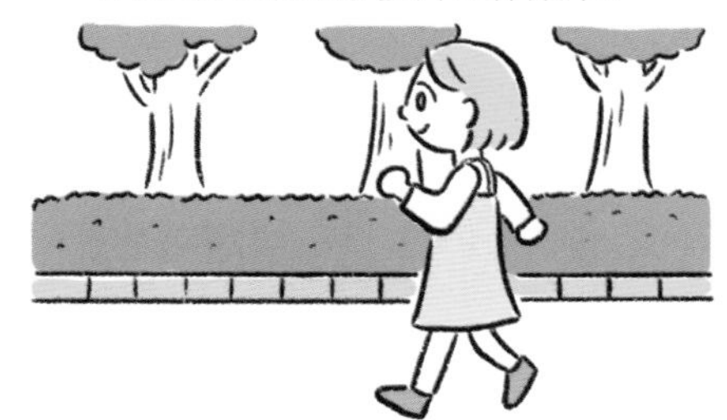

**喝一杯水**

冷水过于刺激，请选择常温的水或白开水。

下午

## 动起来！改善血液与淋巴循环

下午继续工作，适度休息。还要尽可能多走路，创造活动身体的机会。如此一来，人体会分泌更多的快乐激素“血清素”，为夜间合成睡眠激素奠定基础，提高睡眠质量。午餐应为下午的活动提供足够的能量，包含制造肌肉所需的营养物质，蛋白质的含量尤其关键。

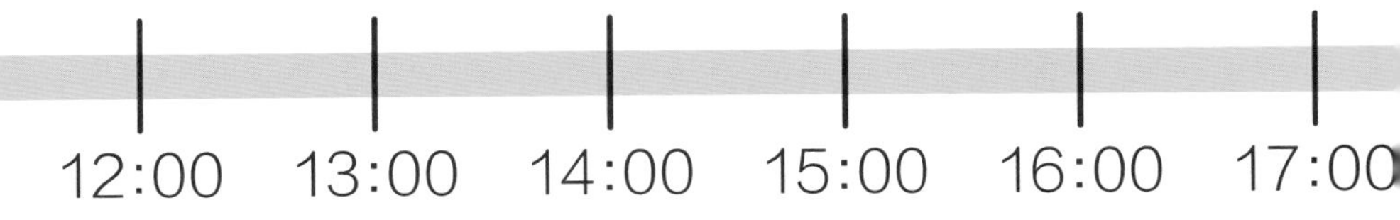


### 午餐要摄入足量的蛋白质

鱼类、肉类、豆制品、蛋奶等，选择富含优质蛋白质的菜品。

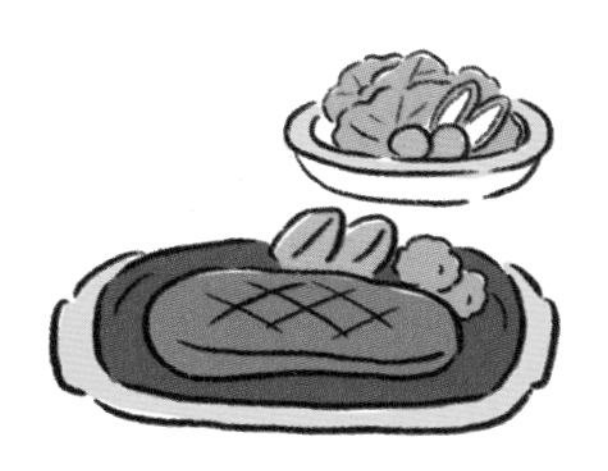

### 从蔬菜吃起

可减缓脂肪与糖类的吸收速度，有助于控制体重与血糖。

### 穿插拉伸运动与呼吸法

工作期间见缝插针，调节心情。45~90分钟一次，可有效提升专注力和工作效率。

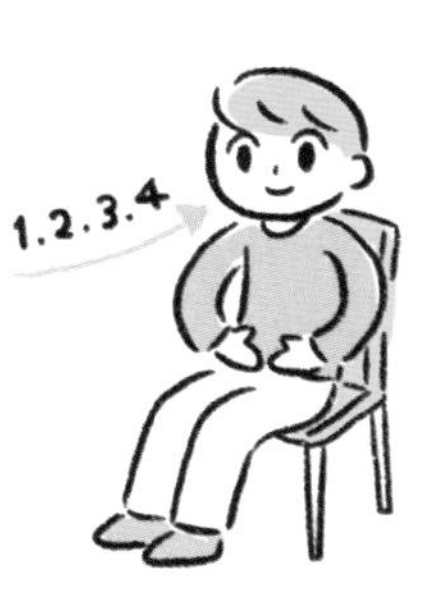


### 轻度力量训练

养成每天傍晚做5分钟力量训练的习惯。有助于维持、增加肌肉量与毛细血管。

### 躺着或坐着不动

长时间不运动会影响全身的血液循环。久而久之，肌肉和毛细血管都会减少，对全身健康产生负面影响。

切忌！

夜间

## 照明不要太亮，放松全身后进入高质量睡眠

利用好晚上的时间，为高质量的睡眠打下坚实的基础。在力量训练之后来一场步行冥想，帮助副交感神经占据主导地位。夜间要避免会刺激交感神经的剧烈运动和过亮的照明，只用温水草草冲个澡了事也是大忌。晚餐要选择富含维生素、矿物质等营养物质的易消化食材，为细胞修复创造有利条件。舒舒服服泡个澡，做些拉伸运动放松身体，实践呼吸法激活副交感神经，降低房间的亮度为睡眠创造良好环境。

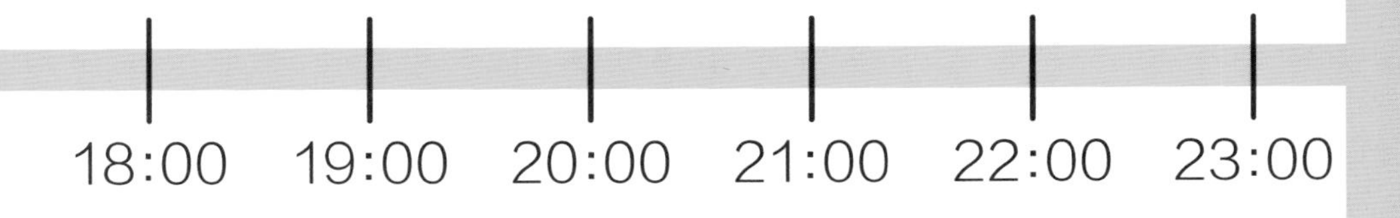


### 步行冥想

促进人体分泌睡眠激素。建议和力量训练搭配进行。不妨在购物途中实践。

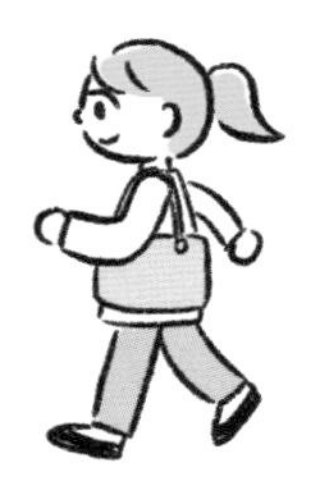

### 调暗起居室的灯光

巧妙运用间接照明，调暗房间的亮度，营造可自然产生困意的环境。

### 拉伸运动+呼吸法

放松身心，顺利入眠。

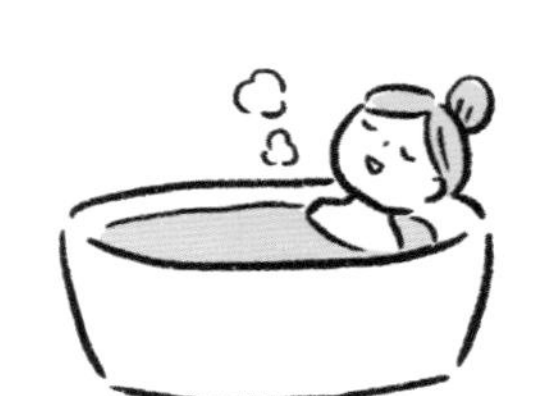

### 泡个温水澡

放一缸38~41℃的洗澡水，泡上20~30分钟。可搭配碳酸类浴盐。

### 睡觉

用睡眠为一整天的活动画上圆满的句号。白天充分活动，晚上就能安眠到天亮，全身的细胞也能得到修复与保养。

### 地中海饮食×日式饮食

多吃鱼，少吃肉。选择富含维生素、矿物质、膳食纤维和优质脂肪的食材。吃到八分饱。“地中海饮食×日式饮食”详见Part 4。

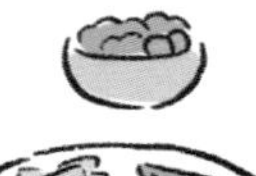

### 睡前饮酒

因无法入睡而饮酒只会适得其反。代谢酒精会影响人体休息，干扰睡眠。

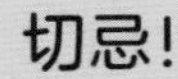

切忌！

# Part 4

# 强化免疫力的饮食诀窍

人体的各项活动都离不开各种各样的营养物质。免疫系统自然也不例外。

本章将重点介绍饮食对免疫力的影响，带领大家学习吃什么、怎么吃更有益健康。

查一查!

# 这些饮食习惯会降低免疫力

生命的维系当然离不开饮食，但“吃什么”和“怎么吃”是很有讲究的，一个不留神就有可能危害健康。

现代社会为人们提供了种种便利，我们随时随地都能获取各种食物。但是请大家不要忘记，这些便利建立在种种加工手法和化学物质之上。长期食用某些食品有可能对身体造成伤害。

现如今，有关饮食方面的广告、信息满天飞，不被乱七八糟的信息牵着鼻子走也很重要。“最好顿顿吃这个”“这个千万不能吃”，这种极端的选择会严重扰乱我们的膳食生活。

下一页列出了6项常见的饮食坏习惯，会对免疫力产生负面影响。不均衡的饮食会逐渐蚕食身体，导致免疫功能下降。

食物既是身体的建筑材料，又是日常活动的能量来源。只有均衡饮食，规律进餐，充分消化吸收，才能将营养物质输送给身体各处的细胞，激活细胞呼吸。

## 饮食不规律

不吃早餐、吃夜宵、每天用餐时间不固定……不规律的饮食会打乱我们的生物钟，破坏睡眠和活动之间的平衡，影响细胞呼吸，导致免疫细胞无法正常发挥作用，降低免疫力。

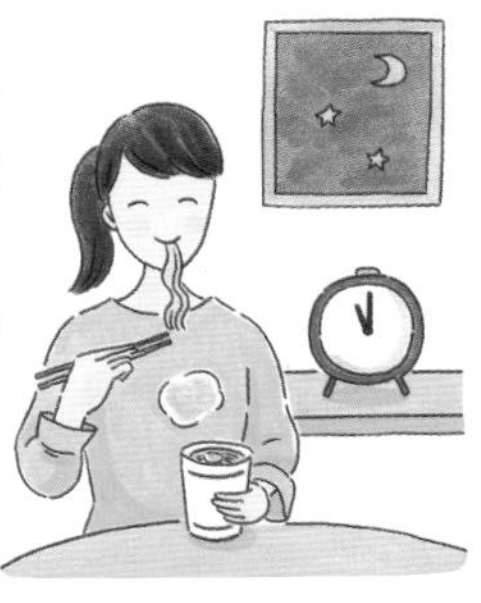

## 戒不掉甜食和零食

过量摄入富含糖类和劣质脂肪的食物会导致细胞受损。而且吃零食会让人忽视三餐，影响维生素、矿物质等重要营养物质的摄入，进而影响新陈代谢，引发肥胖等各种生活方式病。

## 爱吃盖饭、面条

过量摄入碳水化合物（如米饭、面条）时，多余的糖类物质会在体内引起细胞糖化，导致组织损伤，引发各种身体困扰与病痛（如色斑、皱纹、内脏功能衰弱、血管受损等），降低免疫力。

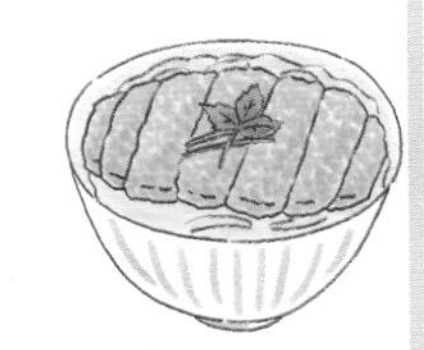

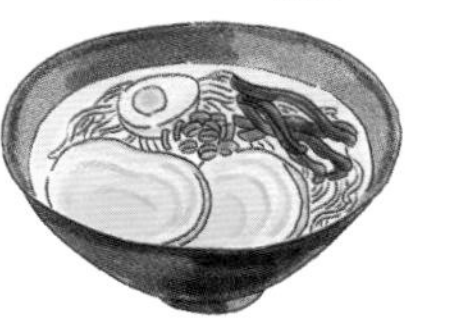

## 经常不吃蔬菜

除了维生素和矿物质，膳食纤维也是维持免疫力的关键营养物质，因为膳食纤维能为有益菌注入活力，调节肠道环境。因此每天最好吃够 350 克蔬菜。蔬菜吃得太少，肠道环境就会恶化，免疫细胞的活性也会受到影响。

## 经常吃油炸食品和快餐

过量摄入劣质脂肪会导致血液中的低密度脂蛋白胆固醇（坏胆固醇）增加，损伤血管。食品添加剂也会导致体内活性氧的增加。经常吃此类食品会导致免疫力下降。

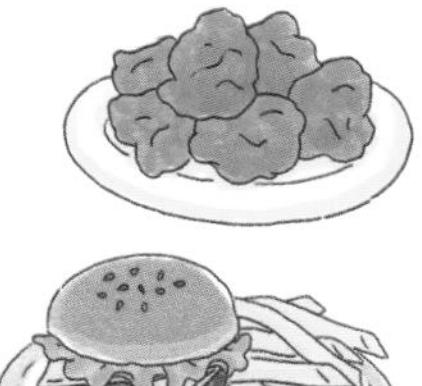

## 几乎不吃鱼

摄取蛋白质固然重要，但只吃畜禽肉会导致有害菌增加，破坏肠道环境。最好多吃鱼少吃畜禽肉，因为鱼的脂肪有助于降低血液黏稠度，让血管保持活力。

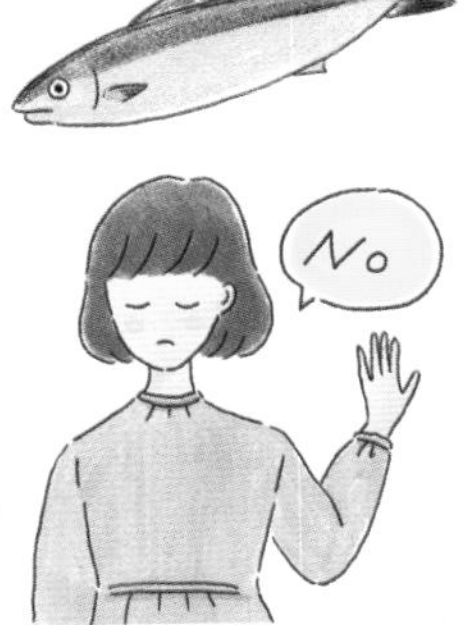

# 健康饮食助力免疫细胞

让我们先从饮食对免疫细胞的影响讲起吧。

食物通过口腔进入人体，在沿消化道移动的过程中被消化。人体会吸收必要的营养物质，排出废物。尤其值得关注的是营养物质被吸收并转运至全身各处的过程。

小肠的绒毛负责吸收被各种消化液分解成分子水平的营养物质。如前所述，小肠的每根绒毛里都有毛细血管和淋巴管，营养物质会通过它们转运至肝脏。在肝脏完成代谢后，再通过血液输送到全身各处。

换言之，光把食物吃进肚子里还远远不够。只有在“食物中的营养物质通过毛细血管输送给全身细胞”这一前提下，我们吃下的食物才是有意义的。而且在吸收营养物质的过程中，毛细血管和淋巴管起到了至关重要的作用。

均衡饮食，充分摄入各类营养物质，并保证毛细血管和淋巴管畅通无阻，就能让全身的细胞享受到足够的营养，为免疫细胞注入活力。

# 营养物质和水基本靠小肠吸收

在各种消化器官的作用下，摄入体内的食物被逐渐消化吸收。

## 食物通过的消化器官（消化道）

### 口

将食物咬成小块，与唾液混合，进行初步的消化和消毒。

### 胃

让食物与胃酸、胃液充分混合，转化成易于消化的食糜。

### 小肠

食物在十二指肠中与胰腺、胆囊和肝脏分泌的消化液混合。运行至空肠和回肠后，营养物质被吸收，并通过肠壁的毛细血管输送至肝脏。剩余部分进入大肠。

### 大肠

从液状消化物中吸收水分，肠道细菌对其进行发酵和分解，产生气体、维生素K等营养物质。

### 直肠和肛门

食物残渣蓄积在直肠中，便会引起便意，经由肛门排出至体外。

## 参与消化吸收的消化器官

### 肝脏

处理由小肠吸收后通过血液输送过来的营养物质，去除病原体和毒素，并将其转化为易于被人体利用的形式，还负责分泌胆汁。

### 胆囊

储存胆汁并将其输送到肠道。胆汁有助于脂肪的消化和吸收，助力清除体内的代谢废物和多余的胆固醇。

### 胰腺

分泌胰液（一种消化液）并将其输送到肠道。还负责分泌胰岛素，帮助细胞吸收血液中的糖类物质。

# 营养物质助力免疫系统的机制

通过食物摄取的营养物质如何作用于免疫力?

## 1 摄入食物

通过口腔摄入的食物经过食道到达胃部。食物经过咀嚼，再与消化液混合，转化为易于消化的食糜。

## 2 分解为葡萄糖、氨基酸等营养物质

在小肠中与各种消化液混合，分解到分子水平。

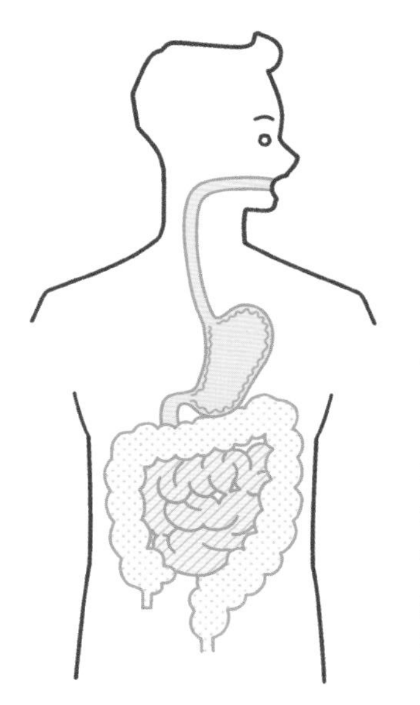

碳水化合物

蛋白质

脂肪

### 葡萄糖

碳水化合物最先被唾液分解，到达小肠后在多种消化液的作用下进一步分解，最终转化为葡萄糖。

### 氨基酸

蛋白质在胃和小肠中与数种消化液混合，最终转化为氨基酸。

### 甘油、脂肪酸

脂肪只有在到达小肠时才会被分解。在数种消化液的作用下分解成甘油和脂肪酸。

## 3 小肠吸收营养物质，再通过毛细血管和淋巴管输送至肝脏

分解到分子水平的营养物质被小肠壁的绒毛吸收，通过绒毛内的毛细血管与淋巴管，途经门静脉(大血管)被输送至肝脏。

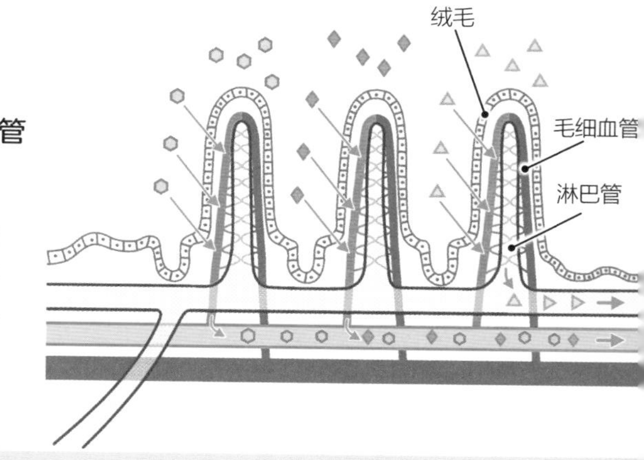

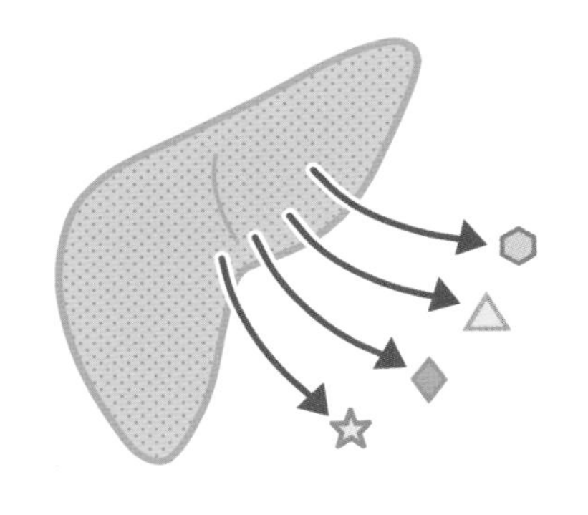

## 4 在肝脏中完成代谢，输送至身体各处

葡萄糖以糖原的形式储存，有需要时再转化成葡萄糖。氨基酸被合成为白蛋白等物质，甘油和脂肪酸则被合成为胆固醇等物质。这些营养物质重新进入血液，奔赴全身各处。

## 5 细胞内的线粒体合成ATP

营养物质和氧通过血液输送至细胞。线粒体以营养物质为原料合成ATP。

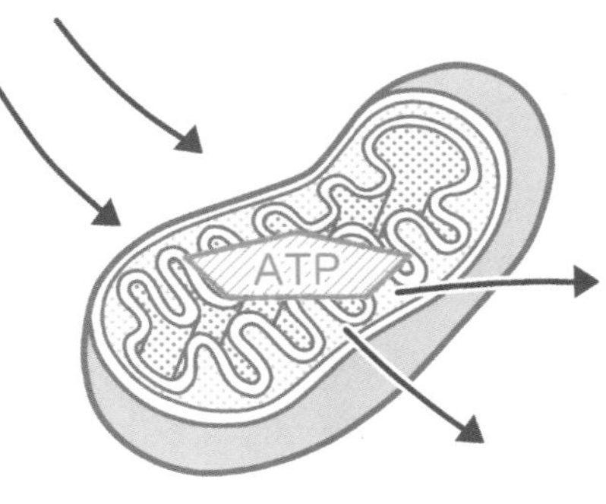


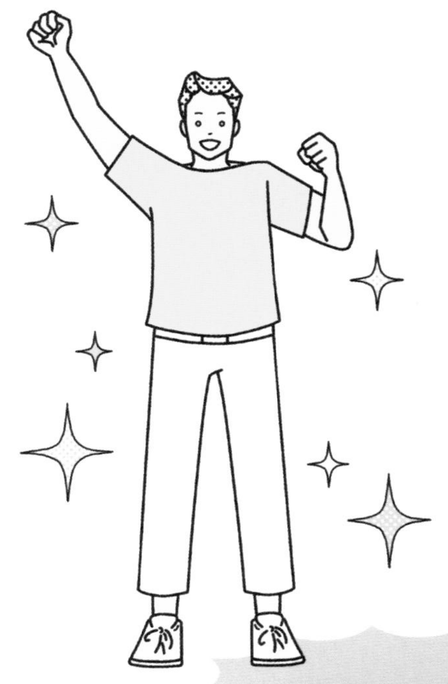

## 6 激活细胞呼吸

ATP是生命活动的能源。线粒体不断合成ATP，用于各项生命活动。与此同时，细胞将新陈代谢产生的二氧化碳和废物送入血液，清洁内环境（细胞周围的环境）。

## 7 细胞充满活力

细胞供能充足，内环境良好，健健康康，各司其职。

**免疫力增强！**

# 改善肠道环境的重要性

肠道是人体吸收营养物质的关键脏器。它还参与激活细胞呼吸，而且人体约70%的淋巴组织集中在肠道，可见它在免疫系统中占据着多么重要的地位。

值得关注的是，肠道的各项功能建立在各种肠道细菌的合作关系之上。人类的肠道是500多种细菌的家园，据说细菌总数多达100万亿个。它们有的负责分解输送到肠道的食物，有的负责抵御病原体，有的则负责合成维生素和激素。细菌们各司其职，为人体健康添砖加瓦。

肠道细菌可大致分为三类：有益菌、有害菌和条件致病菌。三者以2：1：7的比例分布于肠道中是最理想的状态。如果有害菌占比过高，肠道中的消化物就会腐败，产生有毒气体。毒素进入血液就会影响细胞功能，引发便秘和皮肤问题，甚至降低免疫力。

如果是有益菌占上风，食物的消化吸收就能更加顺畅，还能享受到下一页列举的种种益处。

# 增加优质肠道细菌的益处

增加有益菌，改善肠道环境，能享受到种种益处。

## 1 提升免疫力

在肠道内工作的免疫细胞得以大展拳脚，进而提升人体免疫力。此外，人体能通过肠道摄取足够的营养，于是全身的细胞都会充满活力，所有器官都能发挥其原有的作用。在这种状态下，人会变得更健康，整体免疫力也会相应上升。

## 2 过敏症状得到缓解

所谓“过敏”，就是免疫系统对食物、花粉和其他本该对身体无害的物质做出了过度的反应，将它们判定为“异物”。而肠道环境失衡会影响免疫功能，导致人体更容易做出这种错误的防御反应。最新的研究结果表明，肠道细菌可有效抑制此类异常反应。

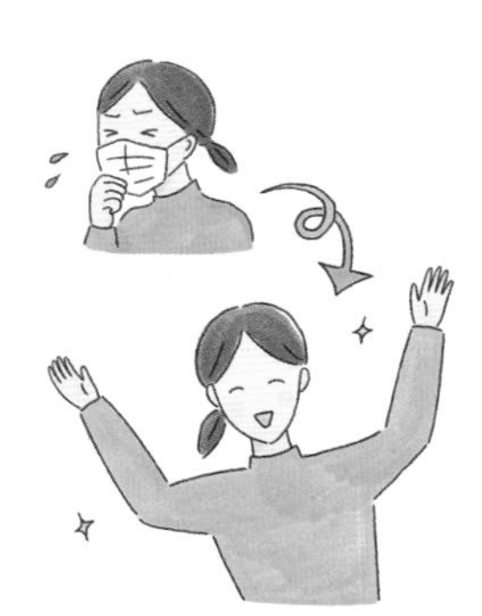

## 3 朝气蓬勃，心态健康

肠道和大脑的神经网络是互联互通的，因此良好的肠道环境有助于维持自主神经系统的平衡，助力身心健康，帮助我们构建积极而平和的心态。在这种状态下，肠道的各项功能也能顺畅运行，形成良性循环。

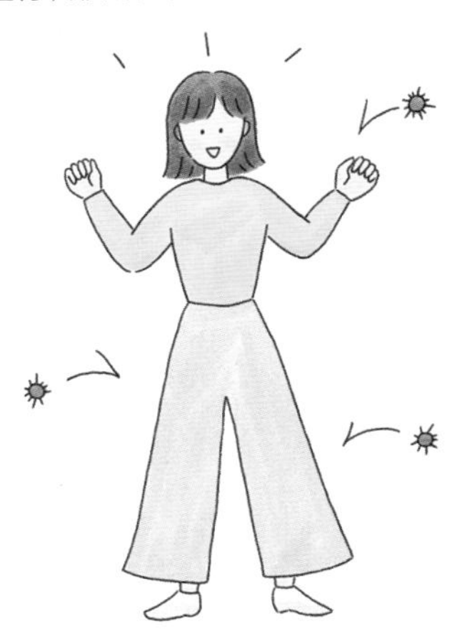

## 4 加快新陈代谢，减肥更容易

肠道环境好，必要的营养物质就能被顺利分配至全身各处的细胞。而这些营养能促进细胞的新陈代谢，为细胞呼吸供能。这有助于提升机体的活动量，打造易瘦体质。为改善肠道环境，积极摄取膳食纤维也有助于排出多余的胆固醇，于是体内就不容易积攒脂肪了。

# 良好的肠道环境有助于人体分泌“快乐激素”

“快乐激素”血清素可以帮我们稳定交感神经。

其实，人体自行合成的血清素约有90%诞生于肠道，并在肠道中发挥作用，包括促进消化酶的分泌、刺激肠道蠕动等，以此辅助消化活动。换言之，大部分血清素并不直接和维持精神稳定与免疫机能挂钩。

负责稳定交感神经的是在大脑中合成的血清素，约占体内合成总量的2%。话虽如此，这部分血清素能否顺利合成也与肠道环境密切相关。

要想在大脑中合成血清素，色氨酸作为原材料必不可缺，而负责“制备”色氨酸的正是肠道细菌。肠道细菌通过分解豆制品、鱼类和肉类等食物的蛋白质制造色氨酸。辅助血清素合成的维生素同样出自肠道细菌。

健康的肠道环境能带来诸多益处，有助于增加快乐激素便是其中之一。希望大家用心呵护肠道环境，帮助肠道菌群大展拳脚。

# 肠道环境和血清素之间的关系

血清素有助于平复心绪，而肠道环境与血清素的合成高度相关。

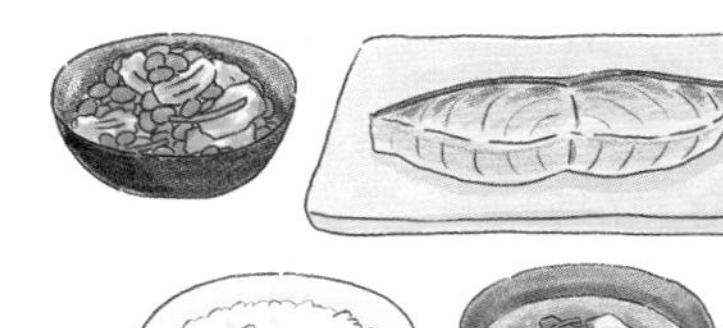

## 多吃有助于合成血清素的食物

肠道细菌分解豆制品、鱼类、肉类等食物中的蛋白质，产生色氨酸。而色氨酸正是合成血清素的原料。多吃有助于改善肠道环境的发酵食品，为肠道细菌注入活力。

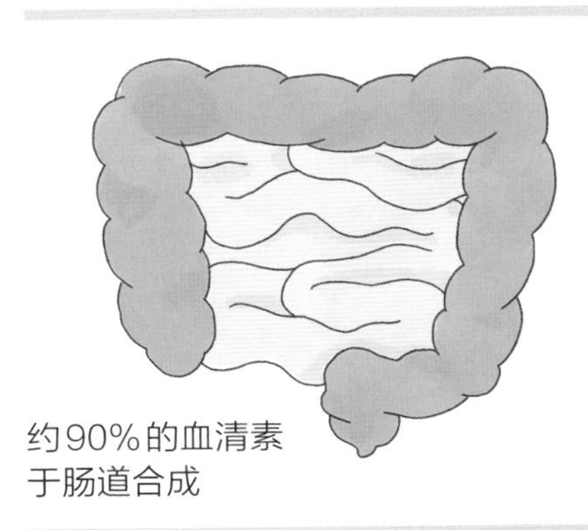

约90%的血清素于肠道合成

## 大脑合成血清素离不开肠道细菌

参与合成血清素的维生素同样出自肠道细菌。合成于肠道的血清素参与消化活动，有促进消化酶分泌、促进排便等作用。

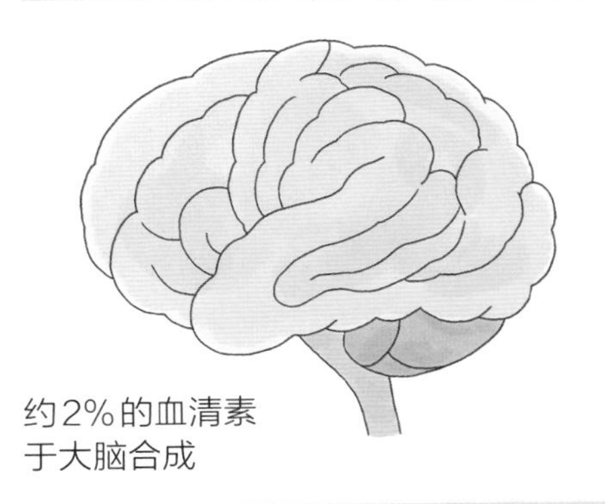

约2%的血清素于大脑合成

## 大脑用来自肠道的原料合成血清素

来自肠道的色氨酸是大脑合成血清素的原料。虽说脑内也会合成血清素，但肠道细菌在合成过程中发挥着至关重要的作用。作用于大脑的血清素有助于稳定心神。

**心平气和**

# 一日三餐，规律饮食，有助于调节肠道环境

什么样的肠道环境才是最理想的呢?

“不腹胀、不便秘、不腹泻”是最起码的。此外，三类肠道细菌的比例也要保持完美的平衡，而这取决于你的生活习惯、饮食习惯和精神状态。三方势力足够均衡，便能营造出良好的肠道环境。在这种状态下，你每天都能毫不费力地排出形似香蕉的黄褐色大便，而且不会有强烈的臭味。

维持良好的肠道环境、确保大便通畅的关键之一正是“进餐时间”。希望大家养成规律饮食的习惯，每天在固定的时间进餐。最好在起床后1小时内吃早餐，晚餐时间则不要晚于睡前3小时。如此一来，才能留出足够的空腹时间，对健康大有助益。因为适度空腹能刺激人体分泌生长激素，促进新陈代谢。

吃什么、吃多少、怎么吃也是很有讲究的，让我们对照下一页的内容一起来学习一下吧。

# 定时进餐，规律饮食

良好的肠道环境离不开每日健康的日常饮食。学习一下有利于肠道健康的饮食习惯吧。

**早上7点**

最好在起床后1小时内吃早餐。实在没有胃口，也要稍微吃一点东西（比如香蕉）垫垫肚子。每天在固定的时间用餐，久而久之便会“到点就饿”。起床后喝杯水刺激肠道也是个好办法。

### 了解更多

分泌生长激素

#### 调节昼夜节律

生物的节律一般以24小时为周期，以契合太阳的运行周期。这就是所谓的“昼夜节律”。人体节律的周期略长于24小时，但我们可以通过固定起床时间和用餐时间每日重置生物钟。

**中午12点**

准点吃早餐会让你在中午自然而然地产生饥饿感。条件允许的话，最好在12~13点用午餐。选择蛋白质、碳水化合物和脂肪均衡搭配的菜品，为下午的活动打下基础。细嚼慢咽有助于减轻消化系统的负担，防止血糖值飙升。

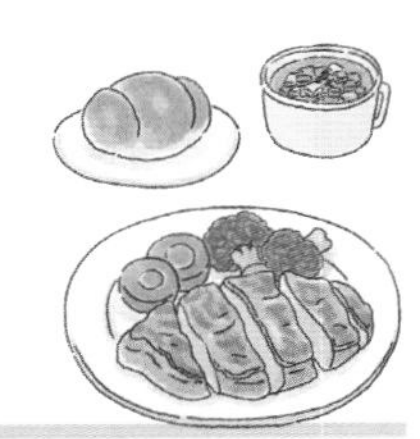

### 了解更多

分泌生长激素

#### 午餐吃晚了怎么办

人体会在“饿过头”时分泌压力激素，产生种种负面影响。为了避免这种情况，大家可以在肚子饿的时候吃些黑巧克力或坚果垫一垫。如果午餐吃得比较晚，那最好少吃一些，以免影响之后的晚餐。

**晚上19点**

最好在18~19点用晚餐。条件实在不允许的话，也请在21点前吃完。只要生物钟正常运转，抗压激素皮质激素就会在睡眠期间分解脂肪，“边睡觉边减肥”也不是天方夜谭。但21点以后用晚餐会导致BMAL1（促进糖类转化为脂肪的物质）增加，使你更容易发胖。

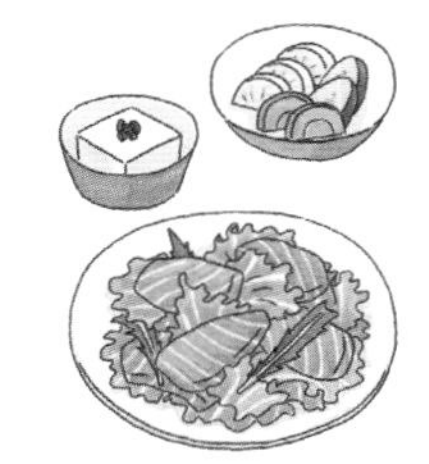

### 了解更多

#### 过了21点怎么吃

最好以低脂的鸡肉和蔬菜为主，吃得清淡些。如果能预料到晚餐会吃得比较晚，不妨提前备好饭团之类的主食，找机会早些吃下，回头再补一些容易消化的食物，将一顿饭分成两顿吃。

饮食小贴士1

# 地中海饮食×日式饮食，为免疫细胞注入活力

近年来，“地中海饮食×日式饮食”这一组合备受关注。研究显示，这么吃能让血管充满活力，并提高免疫力。

日本传统的饮食习惯涵盖了粗粮、鱼类、蔬菜、海藻等食材，能为人体提供具有抗氧化作用的DHA和有助于调节肠道环境的膳食纤维等营养物质。

而地中海饮食的核心食材包括粗粮、海鲜、蔬菜、水果和坚果，“使用橄榄油”也是其显著特征之一。

地中海地区的居民（比如希腊人）的脂肪摄入量远高于日本人，心血管疾病、糖尿病和癌症的发病率却比较低。科学家认为，这是因为地中海饮食中常用的橄榄油有很强的抗氧化作用。

我们完全可以取长补短，将橄榄油纳入日式饮食体系，开发出一套更适合亚洲人的饮食法。按下一页所示的金字塔规律饮食，有助于调节血管和肠道，为免疫细胞注入活力，维持身体健康。

# 地中海饮食×日式饮食

按下图所示的金字塔规律饮食，血管便能保持年轻，肠道和免疫细胞也会充满活力。

每月数次

红肉、甜食

每周数次

蛋类、鸡肉

适量红酒

鱼类、酸奶、奶酪
腌菜、味噌

6杯水

橄榄油

每天

蔬菜、海藻、水果、豆类、坚果

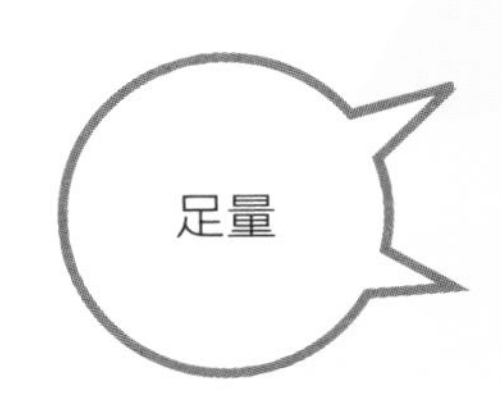


糙米、大麦等粗粮（选低GI）、
土豆等薯类

**了解吃什么、吃多少最合适**

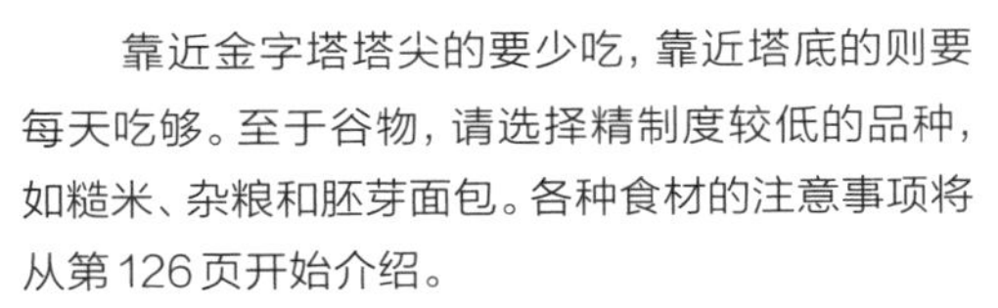

靠近金字塔塔尖的要少吃，靠近塔底的则要每天吃够。至于谷物，请选择精制度较低的品种，如糙米、杂粮和胚芽面包。各种食材的注意事项将从第126页开始介绍。

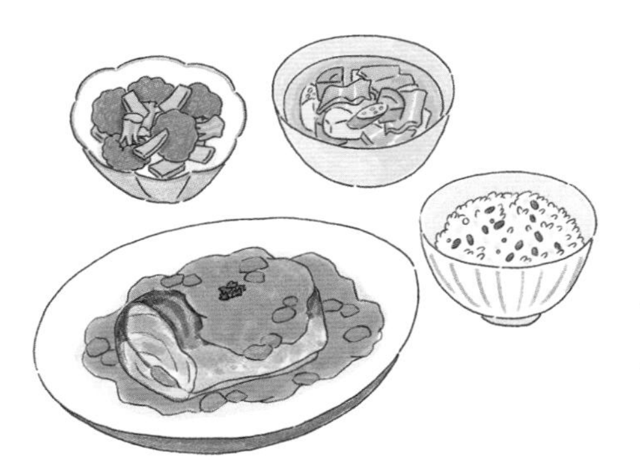

**多吃有益于肠道健康的食材，**
**让免疫细胞充满活力！**

饮食小贴士2

# 通过蔬菜、海藻和水果充分摄入膳食纤维

曾几何时，人们还以为膳食纤维是些没有营养的“残渣”。然而，随着对肠道环境的深入研究，学界的看法发生了180度大转弯——如今，膳食纤维已成为比肩碳水化合物、脂肪、蛋白质、维生素、矿物质和水的“第七大营养素”，备受重视。

膳食纤维能减少血液中的甘油三酯，抑制血糖值的上升和血管的炎症，防止动脉硬化，并改善肠道蠕动。例如，海藻中的可溶性膳食纤维“褐藻糖胶”能在肠道中变成凝胶状，裹住碳水化合物和脂肪，将其排出体外。而大豆、糙米和蔬菜中的不可溶性膳食纤维“纤维素”有助于增加粪便的体积，促进排便。还有很多食材同时含有可溶性纤维和不可溶性纤维，比如牛油果和菌菇。

研究结果显示，常吃膳食纤维的人患心脏病和脑卒中的概率更低，寿命往往也更长。膳食纤维对身体健康至关重要，一定要多吃富含膳食纤维的食材。

# 富含膳食纤维的食材

注意可溶性膳食纤维与不可溶性膳食纤维的平衡。每天摄入足量膳食纤维，助力肠道健康。

## 两种膳食纤维的平衡至关重要！

**可溶性膳食纤维 2：1 不可溶性膳食纤维**

### 牛油果、猕猴桃等水果

这两种水果的可溶性膳食纤维含量格外高。牛油果富含油酸，猕猴桃还有助于补充维生素 C。

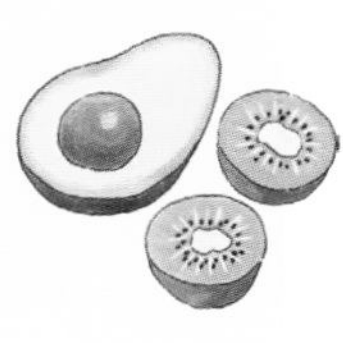

### 纳豆

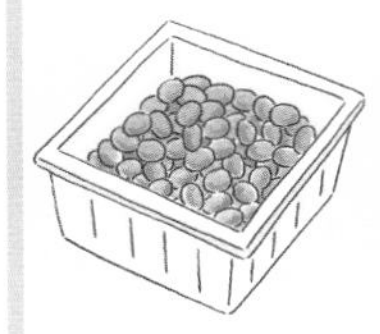

纳豆的黏性成分为可溶性膳食纤维。大豆本身富含不可溶性膳食纤维，因此吃纳豆能同时补充两种膳食纤维。

### 秋葵、山药、牛蒡、王菜等蔬菜

黏性蔬菜富含可溶性膳食纤维，有助于抑制血糖水平、排出胆固醇。

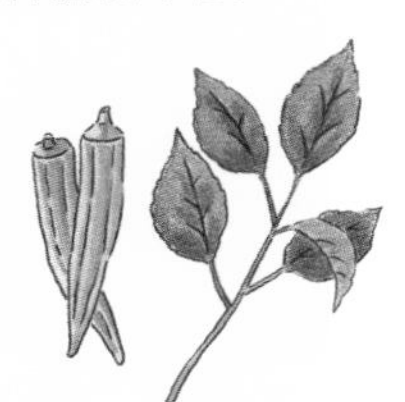

### 海藻

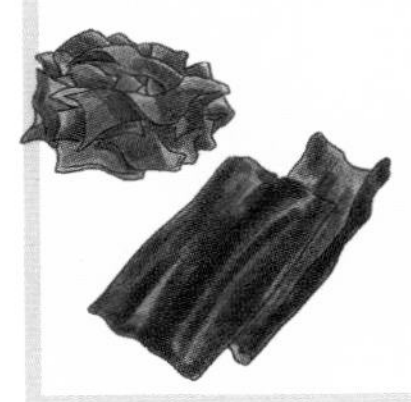

裙带菜、海带的黏性成分也含有可溶性膳食纤维，有助于促进肠道蠕动。

### 大豆、豆腐渣

大豆富含不可溶性膳食纤维。豆腐渣中有大量蛋白质、钙和其他营养物质。

### 红薯等薯类

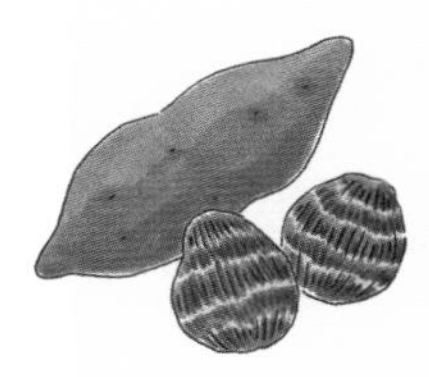

除了红薯，芋头也含有大量的不可溶性膳食纤维。但薯类不能多吃，因为 GI 值较高。

### 菌菇

除了常见的蟹味菇和金针菇，其他菌菇也要吃一点。香菇富含不可溶性膳食纤维。

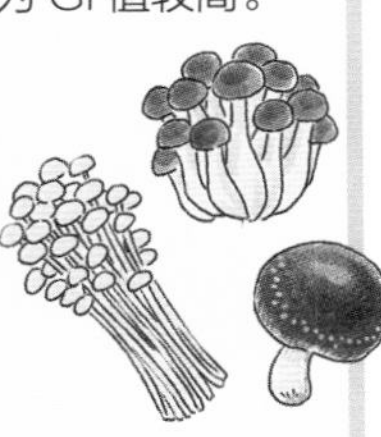

### 糙米

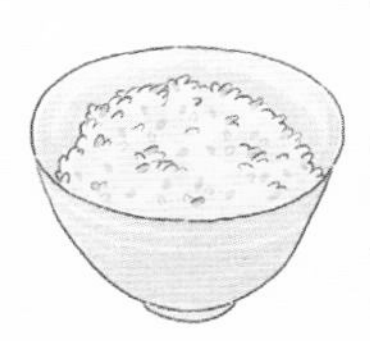

不仅含有不可溶性膳食纤维，还富含蛋白质、维生素和矿物质，GI 值比白米低。

## 了解更多

### 何谓“抗性淀粉”

抗性淀粉不会被小肠吸收，到达大肠后有助于改善肠道环境，刺激肠道蠕动。米、小麦、薯类等碳水化合物中都含有抗性淀粉，所以不必因为它们是碳水化合物就完全不吃。

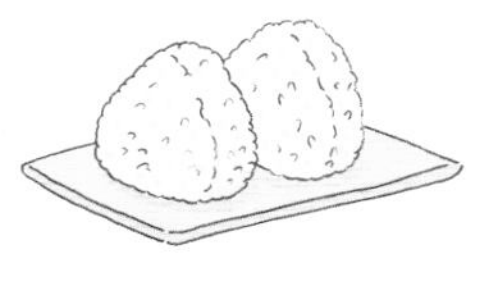

饮食小贴士3

# 摄入发酵食品，呵护肠道

借助微生物的活动发酵各种原料，便制成了发酵食品。大豆加曲霉菌，就成了味噌。曲霉菌会分解大豆中的蛋白质，合成氨基酸，产生独特的鲜味。常见的发酵食品还有纳豆、腌菜、酸奶、奶酪等。人类自古便与微生物携手，将各种食材打造得更加美味，也更具营养。

发酵食品含有大量的活菌，因此摄入这类食品能为肠道里的有益菌注入活力，调节肠道环境。虽然有些发酵食品中的细菌会在消化过程中死亡，但死菌也并非全无用处。它们能为有益菌提供口粮，也能吸附有害物质，帮助人体将其排出。

我们可以根据所含细菌的差异将发酵食品大致分为“植物性”和“动物性”这两类。细菌各有所长，不妨多吃几种，囊获各种类型。这样有助于实现肠道细菌的多样化，改善肠道环境。

# 发酵食品有助于调节肠道菌群

最典型的植物性发酵食品与动物性发酵食品如下图所示。多吃不同的发酵食品，摄取各种菌吧。

## 植物性发酵食品

自古以来，人们就有制作植物性发酵食品的传统。以发酵大豆、大米为主。

### 味噌和纳豆

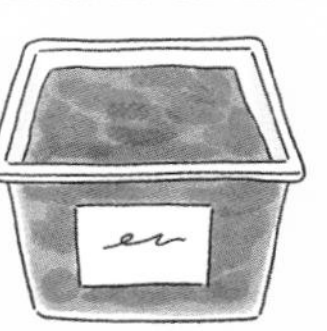

以大豆发酵而成。富含氨基酸、维生素和抗氧化物质。能调节血压，抗氧化，吸收、抑制胆固醇。

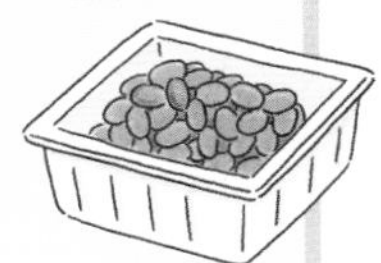

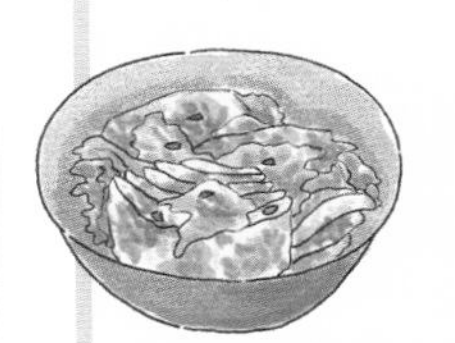

### 泡菜、腌菜

借助乳酸菌发酵而成。有助于激活、增加肠道内的有益菌。泡菜中可以加入用海鲜制成的动物性发酵食品。

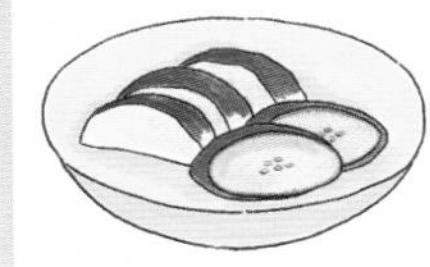

### 盐曲和甜米酒

以米曲制成。米中的蛋白质转化为氨基酸，带来甜味和鲜味。富含B族维生素和肠道细菌最爱的低聚糖。

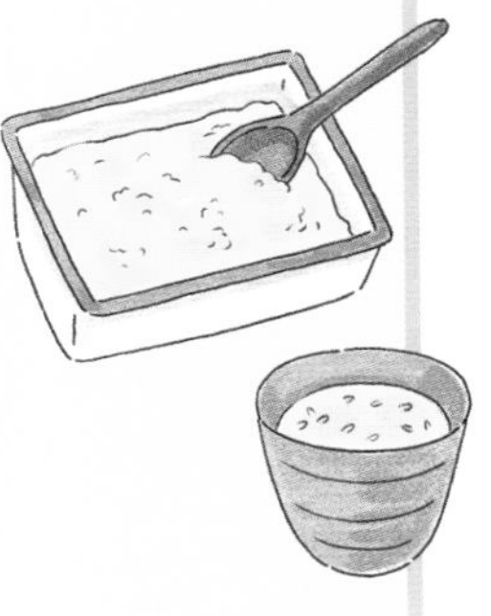

## 动物性发酵食品

最常见的动物性发酵食品当属奶酪和酸奶。腌凤尾鱼、鱼酱也属于此类。

### 酸奶

牛、羊等动物的奶经乳酸菌发酵而成。使用的乳酸菌因产品而异，特性和功能各不相同。

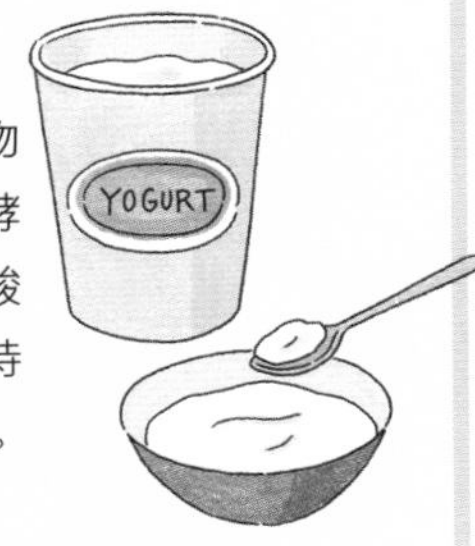


### 奶酪

牛、羊等动物的奶经乳酸菌发酵而成。也有用霉菌发酵的品种。天然奶酪的乳酸菌含量高于加热处理过的品种。

### 了解更多

**葡萄酒、酱油和木鱼花也属于发酵食品**

葡萄酒、清酒和其他酿造酒均由葡萄、谷物等原料发酵而成。酱油是大豆发酵的产物。使用霉菌发酵的木鱼花也属于发酵食品。由此可见，发酵食品是我们餐桌上的常客，人类对菌的依赖可见一斑。

饮食小贴士4

# 摄取优质脂类，促进血液循环

今时今日，以“减重”为目标的减肥观念大行其道，因此高热量的脂肪难免会被妖魔化。但我们不能忘记，脂肪是人体健康与免疫力不可或缺的营养物质，因为脂类物质是激素和细胞壁的原材料。

其实“脂肪”是一个很宽泛的概念，不能一概而论。例如，亚麻籽油与青背鱼中的ω-3脂肪酸可降低血液黏度，多吃有益健康。色拉油中的ω-6脂肪酸和橄榄油中的ω-9脂肪酸虽然对健康有一定的好处，但容易在日常生活中过量摄入，需要有意识地控制摄入量。

人造黄油和酥油中的反式脂肪酸虽然也属于不饱和脂肪酸，但要尽量少吃。因为这类油脂是由植物油加工而成的，会增加血液中的低密度脂蛋白胆固醇（坏胆固醇），减少高密度脂蛋白胆固醇（好胆固醇）。日常饮食中经常摄入会增加患心血管疾病的风险。

关键在于了解优质脂类和劣质脂类的差异，积极摄取前者。不过好东西吃太多也是有损健康的，请务必控制好“量”。

# 脂类的种类和选择方法

脂类也有优劣之分。尽可能选择优质脂类，积极摄入。

### 不饱和脂肪酸

植物油或鱼油。常温下呈液态。可细分为ω-3脂肪酸、ω-6脂肪酸、ω-9脂肪酸等。

### 饱和脂肪酸

动物性脂肪，如黄油、肉类脂肪。常温下呈固态。过量摄入会导致肥胖，损伤血管。

- 黄油
- 猪油
- 牛油

常温下为固体

### 多不饱和脂肪酸

### 单不饱和脂肪酸

#### ω-3脂肪酸

- 亚麻籽油
- 青背鱼

有助于降低血液黏度，改善血液循环，让血管保持年轻态。在青背鱼中以DHA和EPA的形式存在。

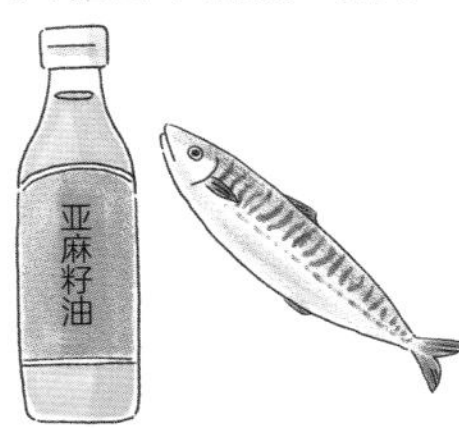


#### ω-6脂肪酸

- 大豆油
- 玉米油

适量摄入可降低血液中的胆固醇水平，但这种油脂被大量运用于加工食品和餐馆的饭菜中，很容易过量摄入，还是少吃为妙。

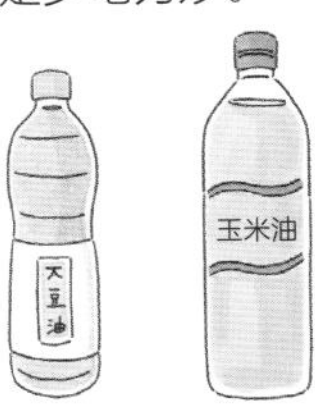


#### ω-9脂肪酸

- 橄榄油

与ω-6脂肪酸相比，这种脂类更适合人体摄入，但也要控制好量。建议选择特级初榨橄榄油。

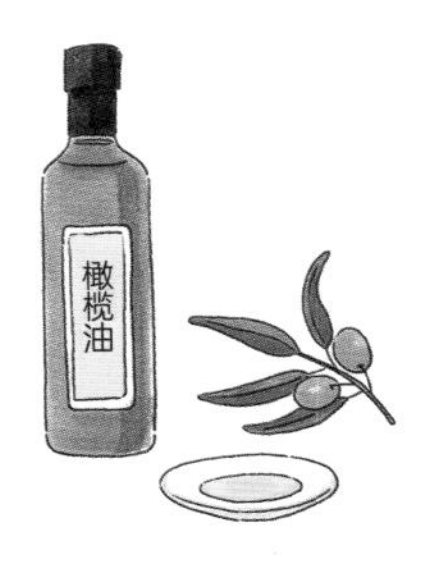


## 了解更多

**不可加热的油**

含有ω-3脂肪酸与抗氧化物质的油（如亚麻籽油、紫苏油和苏籽油）会在加热时氧化，失去宝贵的抗氧化性。最好直接用来拌沙拉，存放在阴凉处，避免阳光直射。

饮食小贴士5

# 蛋白质必不可少，注意碳水化合物的质量与分量

“低碳水减肥法”的流行使得“多吃碳水不利于健康”这一概念深入人心。“高碳水饮食”确实会引发高血糖，损害毛细血管，降低人体免疫力。虽说胰岛素有降血糖的作用，但其效力会随着年龄的增长而下降，所以“控糖”是十分必要的。

话虽如此，完全不吃碳水化合物并不可取。因为大脑靠碳水化合物供能，肝脏也要通过碳水化合物产生能量，完全不吃碳水化合物会对这两个器官造成巨大的负担。

因此，我们要有意识地选择升糖速度较慢（低GI值）的碳水化合物。GI值与食品的精制程度成正比，所以最好选择吃红糖而非白糖，吃糙米而非白米。

充分摄入蛋白质同样重要，因为蛋白质是构成细胞的原材料，是免疫系统不可或缺的营养物质。请大家参考前文第125页的金字塔饮食规则，均衡搭配各类食材。

# 选择低GI值的主食

关键在于尽可能地避免进食时血糖飙升。哪些食材的GI值较低呢？

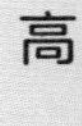

高

高GI值食品

GI值≥70

GI值

中GI值食品

GI值=56~69

低GI值食品

GI值≤55

低

法棍93
切片面包91
白米88
乌冬面80
糯米80
红豆饭77
贝果75
玉米片75
意大利面65
荞麦面59
藜麦面包58
糙米55
杂粮饭55
发芽糙米54
全麦面包50
全麦意大利面50
中式面50
黑米50
红米49
全麸麦片45
粉丝32

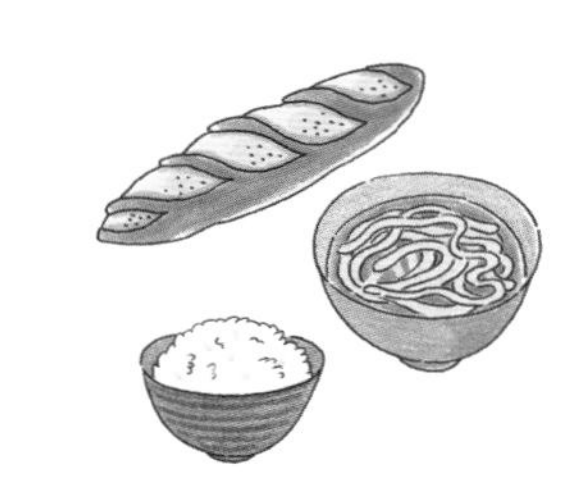

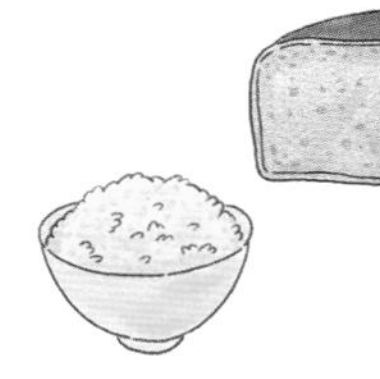

### 关注精制程度

谷物的精制程度越高，小肠吸收糖分的速度就越快，血糖值升得也越快。精制程度较低的食品（如全麦面包和糙米）需要更长的时间来消化，所以GI值就比较低。

# 蛋白质是构建免疫细胞的必备材料

蛋白质是人体不可或缺的“建材”，与免疫力密切相关。每天都要足量摄入。

### 均衡膳食

按地中海饮食×日式饮食（详见P125）的思路，均衡摄入鱼、肉、豆制品和奶蛋。每餐的蛋白质摄入量应为100克左右，分量与一个手掌相当。

### 肉类

易于吸收，可为人体高效补充蛋白质。肉要选择低脂的部位。

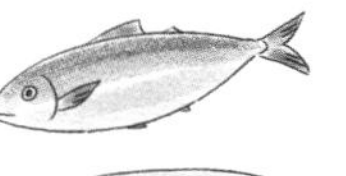

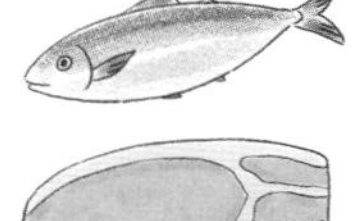

### 豆制品

优质蛋白质来源，富含必需氨基酸，比例均衡。还能同时摄入膳食纤维，易于消化。

### 蛋奶制品

鸡蛋营养全面，几乎涵盖了所有基本营养物质。奶制品能帮助人体补充钙质。酸奶是发酵食品，有益健康。

### 蛋白粉等营养补充剂

基本原则是通过饮食摄取营养，但条件不允许的话，可以搭配营养补充剂，以补充蛋白质。

蛋白粉

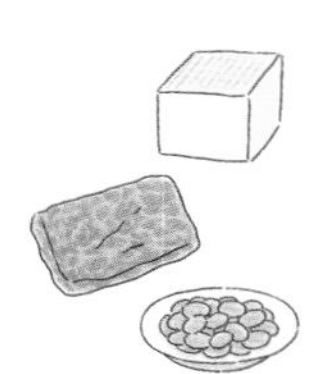

饮食小贴士6

# 呵护细胞和血管的抗氧化食材

铁等金属与氧结合便会氧化生锈。同理，我们的身体也会氧化。细胞一旦氧化受损，血管的功能就会受到影响，导致机体老化。

机体氧化的罪魁祸首正是影响细胞呼吸的活性氧（详见P052）。只要我们还活着，体内就会或多或少产生活性氧，所以氧化的风险是不可能完全规避的。

不过人体配备了应对活性氧的机制，每天都在与氧化作斗争。我们会在体内合成抗氧化物质，去除过多的活性氧。可活性氧的数量一旦超出人体的处理极限，我们就招架不住了，而且体内合成的抗氧化物质的数量会随着年龄的增长而减少。

这个时候，就需要多吃富含抗氧化物质的蔬菜和水果来抵抗活性氧造成的危害。抗氧化物质种类繁多，作用也各不相同。请大家有意识地将这些食物纳入日常饮食中，呵护细胞和血管，打造不惧活性氧的强健体魄。

# 抗氧化物质对抗活性氧

过量生成的活性氧会氧化细胞。而抗氧化物质能帮助我们抵御活性氧的影响。

## 抗氧化维生素

最典型的抗氧化物质就是能对抗活性氧的维生素，常见于黄绿色蔬菜。

### 维生素A

有助于保护皮肤和黏膜。动物肝脏富含维生素A。黄绿色蔬菜富含β-胡萝卜素，可在体内转化为维生素A。易溶于油脂，与油一起摄入可高效吸收。

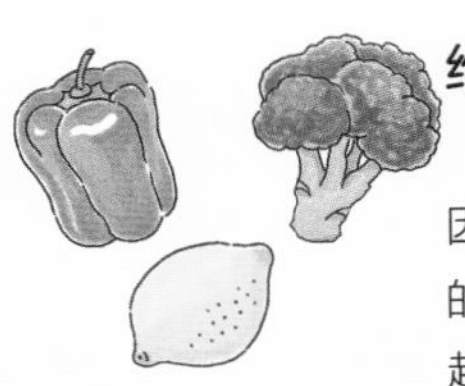

### 维生素E

保持血管年轻离不开维生素E，因为它能防止细胞膜和血液中胆固醇的氧化。可溶于油脂。与维生素C一起摄入效果更佳。坚果富含维生素E。

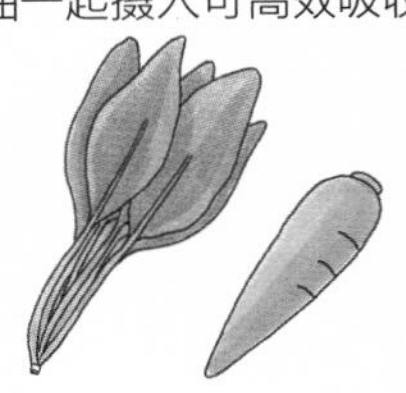

### 维生素C

最具代表性的抗氧化维生素。还参与胶原蛋白的合成，有美肤的功效。黄绿色蔬菜富含维生素C。这种维生素不能在体内储存，需要日常补充。

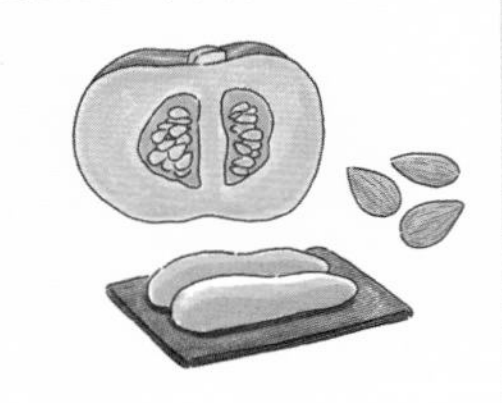

## 其他抗氧化物质

动植物为保护自己免受紫外线辐射影响而合成的各种物质，往往以色素的形式存在。

### 花青素

植物色素。具有很强的抗氧化性，有助于缓解用眼疲劳。自蓝莓提取的花青素最为常见，但自紫薯提取的花青素有助于改善肝功能，也吸引了各界的关注。

### 槲皮素

常见于洋葱皮的色素。具有很强的抗氧化性，有助于预防生活方式病。研究结果显示，槲皮素还能作用于末梢血管，防止紫外线辐射带来的损伤。

### 儿茶素

构成绿茶涩味的主要成分。进餐时饮用绿茶可抑制人体吸收脂肪，降低血液中的胆固醇水平，有一定的减肥作用。儿茶素还有抗菌效果，可用绿茶漱口。

### 叶绿素

植物光合作用的关键物质。具有很强的抗氧化性。研究显示叶绿素有助于改善多种生活方式病。通过正常饮食摄入的叶绿素无法被人体消化分解，最好通过营养补充剂摄入。

### 虾青素

虾蟹等甲壳类动物体内的红色素。以虾为食的鲑鱼体内也有大量虾青素。据说其抗氧化作用是维生素E的1000倍，有助于呵护血管和眼睛。

### 番茄红素

植物的红色素，因番茄中含量高而闻名。据说其抗氧化作用是维生素E的100倍。耐高温，可溶于油脂。最好与油一起摄入，以便高效吸收。

饮食小贴士7

# 3种食材有助于激活“Tie2受体”，增加毛细血管

我们可以借助3种食材轻松强健体内的毛细血管。这3种食材就是肉桂、路易波士茶和假荜拔。为什么它们能强化毛细血管呢？因为它们能激活毛细血管中的“Tie2受体”。

如前所述，毛细血管由两层细胞组成，内皮细胞在内，周细胞在外。毛细血管在这些细胞的作用下适度收缩，自主修复。但随着年龄的增长，两种细胞的联系会逐渐减弱，导致血管破裂，血液泄漏。久而久之，毛细血管就会沦为“幽灵血管”，数量也会不断减少。

但只要激活Tie2受体，内皮细胞和周细胞便能牢牢黏合，血液就不会过度渗漏。哪怕是幽灵血管，也有希望恢复原状。

大家不妨将肉桂、路易波士茶和假荜拔纳入日常饮食，激活Tie2受体，增加健康的毛细血管。建议摄入量如下一页所示。

# Tie2受体的作用和有助于激活它的3种食材

Tie2受体是强化毛细血管的关键。了解有助于激活Tie2受体的3种食材，将其纳入日常膳食。

### 何谓Tie2受体

毛细血管内皮细胞的受体。与周细胞的分泌物结合，将内皮细胞与周细胞紧紧联系在一起。激活Tie2受体能为随着年龄增长而老化的毛细血管注入活力，甚至“复活”幽灵血管。

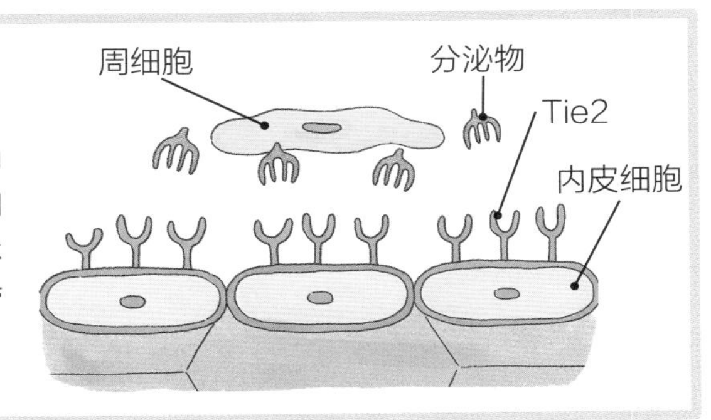


### 肉桂

用樟科植物肉桂的树皮制成的香料。每天最多摄入2克，可加入饮料。孕期禁用。长期摄入大量肉桂可能有损健康。

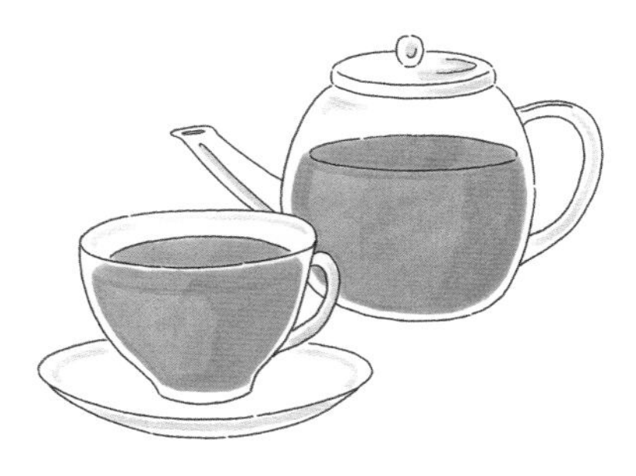

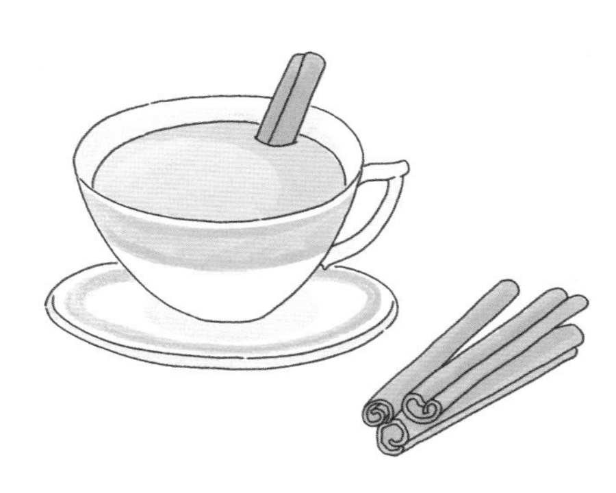

### 路易波士茶

由豆科植物的叶子加工而成的茶。富含抗氧化的多酚类物质和SOD酶（与人体抗氧化物质相似）。不含咖啡因，单宁含量低，不会干扰睡眠，也不容易伤胃。不妨养成每天喝一杯的习惯。

### 假荜拔

胡椒科植物。辣味成分胡椒碱可强健毛细血管。每天摄入几克足矣。可作为香料加入菜肴。

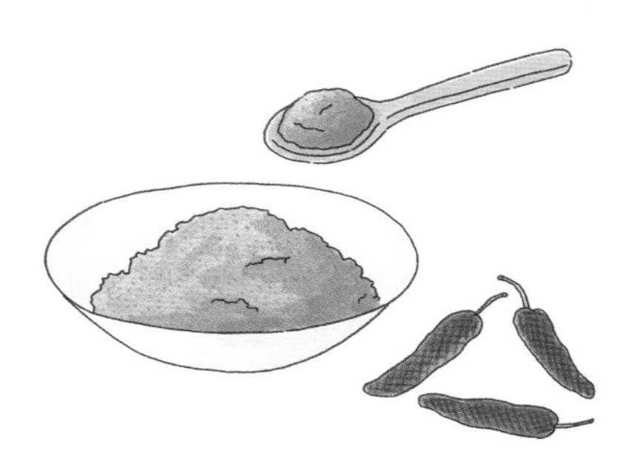

饮食小贴士8

# 怎么吃才能避免血管超负荷工作

之前的章节介绍了各种有助于提高免疫力的食材。但光知道“吃什么”还不够，“怎么吃”也很重要，乱吃一通可不行。

饥肠辘辘时从米饭、面包等主食吃起，狼吞虎咽，吃饭几乎不嚼……不知大家有没有这样的饮食习惯。这么吃饭会导致血糖飙升，引发动脉硬化等健康问题。

只要改变饮食习惯，就能有效避免这种情况。

首先要按照食材的GI值调整进餐顺序。主食要选择低GI的食材（详见P132），而配菜的GI值也不容忽视。基本原则是先吃蔬菜和海藻，再吃豆类和豆制品，然后是鱼和肉，最后吃主食和薯类。

另外就是细嚼慢咽，吃到八分饱即可。

放慢进餐节奏有助于防止暴饮暴食，抑制碳水化合物的吸收速度，减轻内脏和血管的负担，还能激活长寿蛋白Sirtuin。

# 在吃法上下功夫

"吃什么"自不必说，"怎么吃"同样需要关注，这样才能减轻血管的负担。

1

## 注意进餐顺序

从低GI食材吃起，可有效抑制进食引起的血糖飙升。这样也更容易产生饱腹感。不想最后干吃白米饭的话，可以留少许配菜。

### 蔬菜、海藻等富含膳食纤维的食材

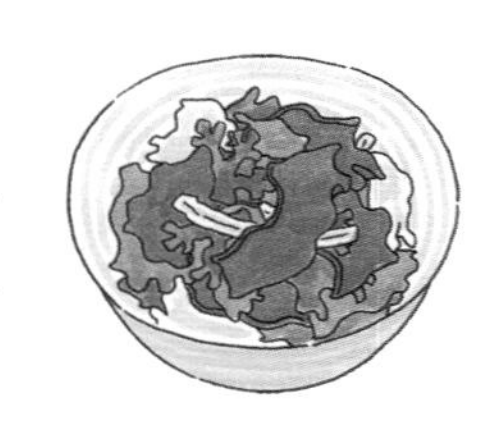

从富含膳食纤维的低GI食材吃起。可有效抑制肠道对碳水化合物和脂肪的吸收。

↓

### 鱼等富含蛋白质的食材

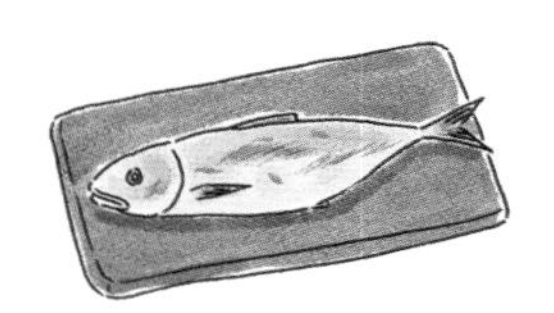

可以先吃GI值约为30的豆类和纳豆，然后再吃GI值为40~50的鱼类和肉类。

↓

### 米饭等碳水化合物

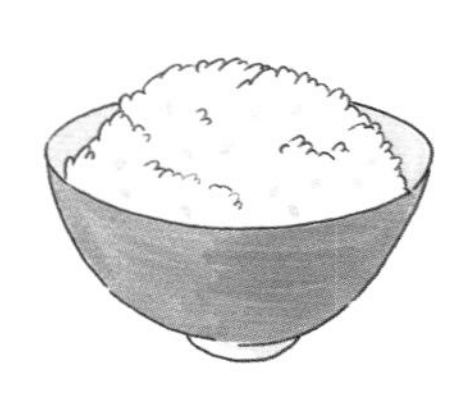

碳水化合物的GI值最高，要放在最后吃。除了主食，薯类和玉米最好也要留到最后。

2

## 少食多嚼，每口嚼够30次，动作要有节奏

顿顿吃到饱会给肠胃造成巨大的负担，毕竟人体无法吸收那么多营养。如果每一口都咀嚼30次，进餐速度就会变慢，不用吃很多也能获得满足感。咀嚼还有助于促进血清素分泌。

### 改用小容量餐具

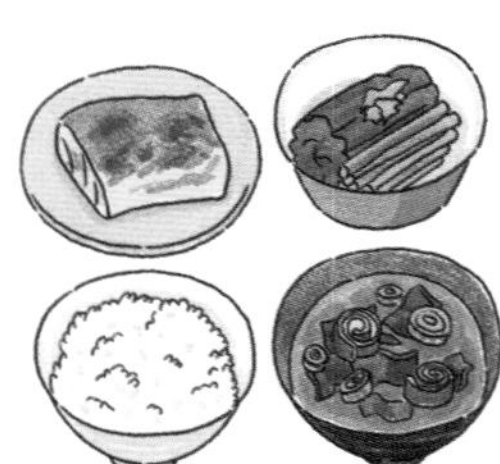

能将饭量、菜量衬托得更多，提升视觉层面的满足感，防止暴饮暴食。

↓

### 细嚼慢咽

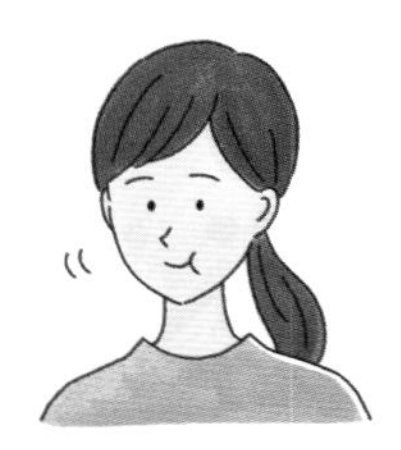

不仅能防止血糖飙升，还能防止过量饮食。让唾液与食物充分混合，也能为肠胃减负。

饮食小贴士总结

# 强化免疫力的饮食要点

日常饮食构建起我们的身体。长期坚持健康的饮食习惯正是强化免疫力最重要的手段。让我们借此机会总结回顾一下本章介绍的知识点，牢记“何时吃”“吃什么”“怎么吃”最有益于提升免疫力。

“一日三餐，规律进食”是雷打不动的基本原则。这是调节生物钟，激发各种人体潜能的第一步。若能固定每天的用餐时间，那就再好不过了。

早餐最好在起床后1小时内吃完。为保证生物钟准确运行，不妨养成起床后沐浴晨光，然后尽快用早餐的习惯。至于具体吃什么，可以对照下一页的注意事项进行多元组合。

午餐要以蛋白质为主，搭配自己爱吃的东西。“怎么吃”也很有讲究，要从蔬菜吃起，不吃餐后甜点，下午再吃些点心垫垫肚子。

晚餐不能晚于21点。尽量早吃，让消化系统在睡眠期间得以喘息，让身体有足够的精力完成修复再生工作。选择适合在晚上吃的食材，为身体补足营养。

# 早餐的注意事项

重置体内生物钟的重要一餐。认真吃早餐可促进一整天的能量代谢。抓住机会摄取人体必需的营养物质。

## 1 起床后1小时内进食

每天吃早餐是不可或缺的健康习惯。因为早餐能帮助我们重置体内的生物钟，确保其正常运行。每天在固定的时间起床用餐，生物钟便能顺利运转，自主神经系统和肠道也能充满活力。各环节相辅相成，形成良性循环，便能提高免疫力。

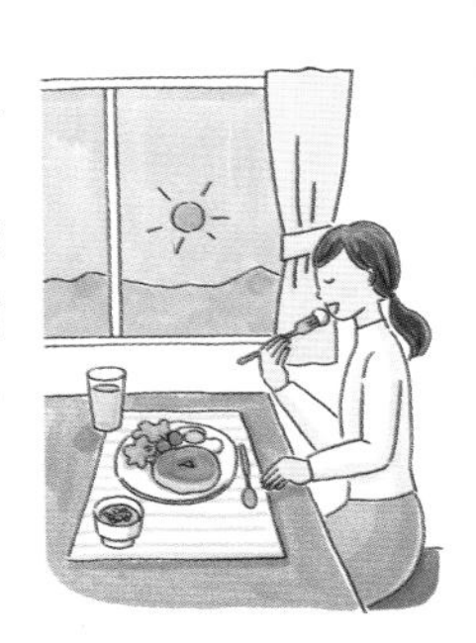

## 2 吃点沙拉和水果

积极摄入抗氧化食材也很重要。沙拉中有很多最好生吃或与油一起吃的抗氧化食材。而水果中的果糖也能为一整天的活动供能，却不会导致血糖飙升，有益健康。

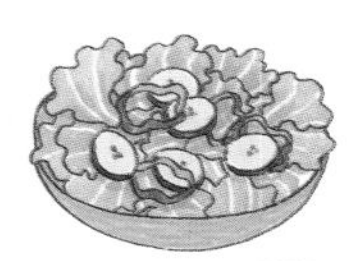

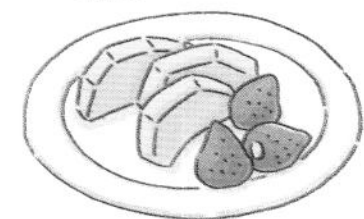

## 3 摄入蛋白质

蛋白质是构建细胞的营养素，对提高免疫力、增加毛细血管至关重要。蛋白质还与褪黑素的合成有关，通过早餐摄入的效果最好。每餐摄入100克为佳。由于蛋白质消化起来比较费时，建议晚餐时少吃，早餐和午餐时多吃。

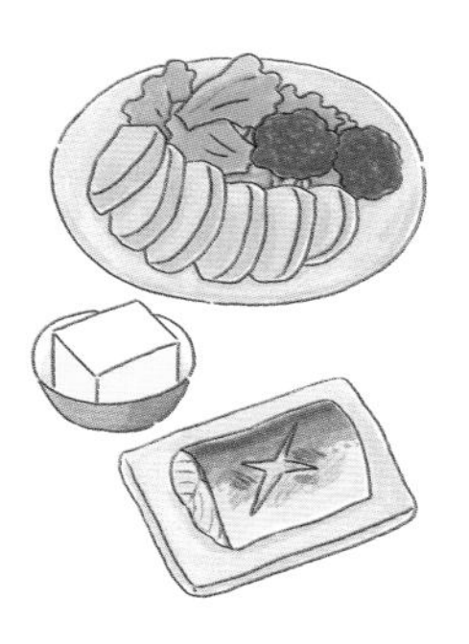

## 4 搭配发酵食品

发酵食品能滋养肠道细菌，增加有益菌。酸奶、纳豆、腌菜……许多早餐标配本就是发酵食品。别盯着一种吃，最好各种都吃一些。这样有助于打造多样的肠道菌群，改善肠道环境。

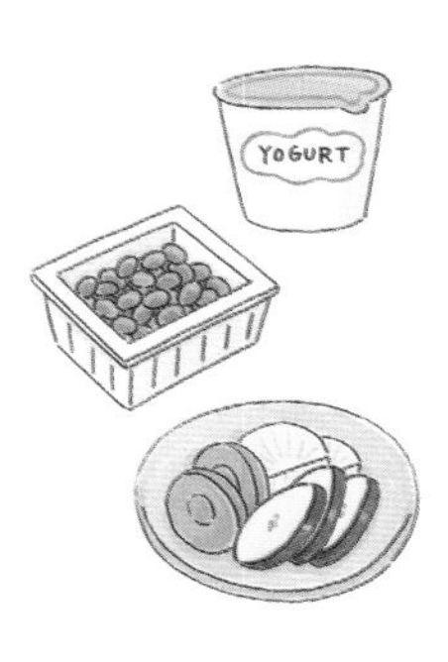

# 午餐的注意事项

白天活动量大，代谢较快，即便摄入的热量略多，也有办法消耗掉。午餐是摄取各种营养物质的好机会。不过午餐的吃法也很有讲究。

## 1 选择富含蛋白质的菜式

午餐也要多吃蛋白质。如果你计划在傍晚进行力量训练或散步，记得在中午储备足够的蛋白质。多吃鱼类和豆制品，搭配蛋类和肉类，以获得不同类型的蛋白质。

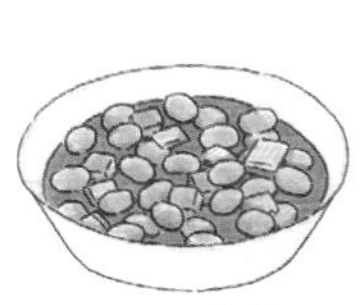

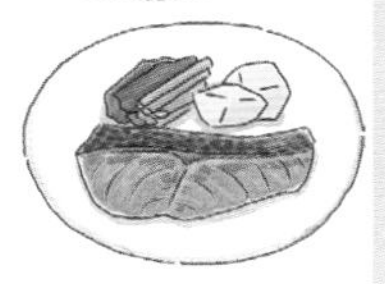

## 2 可以吃自己爱吃的菜式

白天活动量大，热量消耗高，所以可以吃自己爱吃的，不必过于担心。适量搭配碳水化合物和脂肪。不妨选择套餐，以便全面摄取各种营养物质，包括维生素、矿物质和膳食纤维。

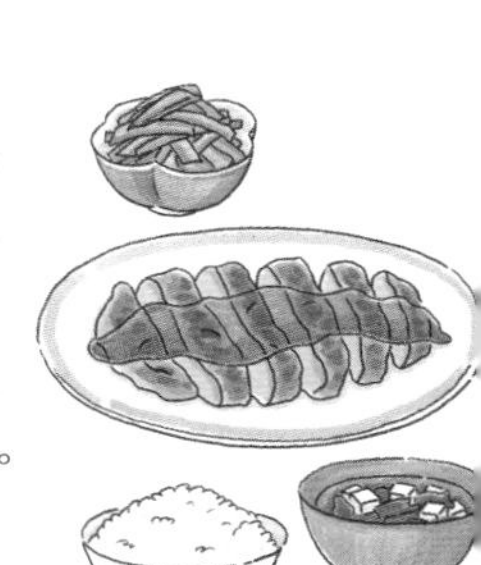

## 3 拉面、盖饭要从配菜吃起

拉面和盖饭中碳水化合物较多。请选择蔬菜较多的款式，按“蔬菜→肉→米或面”的顺序吃。最好加一份沙拉，从沙拉吃起。记得细嚼慢咽，减缓血糖值上升的速度，为血管减轻负担。

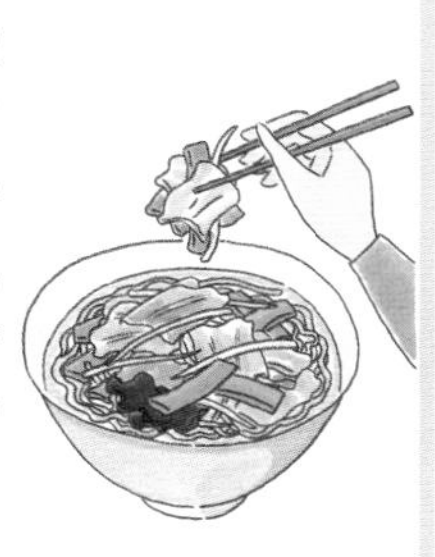

## 4 零食甜点要安排在下午3点

BMAL1是一种能够促进人体吸收碳水化合物与脂肪的物质，下午3点前后的分泌量最低。实在想吃点甜食，请认准“下午3点”。不过吃得太多会导致糖分过量，请务必节制。顺便一提，BMAL1的分泌量一般在深夜达到顶峰。

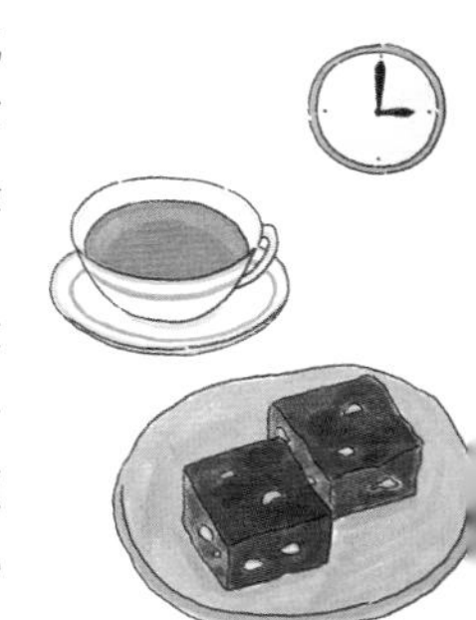

## 晚餐的注意事项

人体会在睡眠期间修复细胞，请务必通过晚餐摄入这项工程所需的营养。晚餐不能晚于睡前3小时，以免肠胃在睡眠期间加班。

### 1 蔬菜不能少

三餐都要有蔬菜，晚餐尤其不能少。因为人体会在睡眠期间进行细胞修复和再生，而蔬菜富含这项工程所需的维生素和抗氧化物质。要是能将可溶性膳食纤维和不可溶性膳食纤维控制在2：1就更理想了。

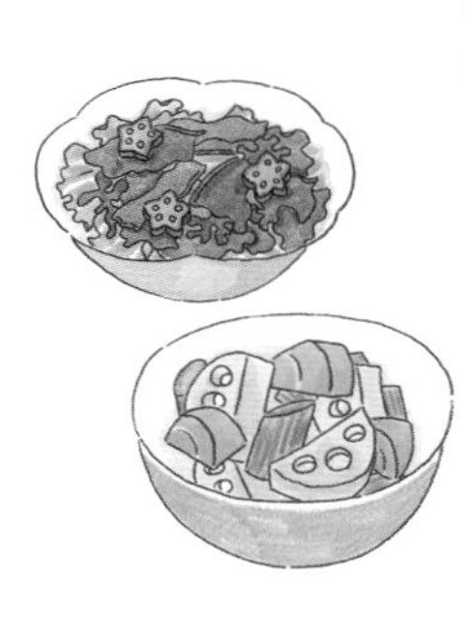

### 2 主食选糙米饭或杂粮饭，分量要少

夜间能耗低，最好少吃主食。避免精制谷物（如白米和白面包），因为这类主食的GI值很高，会导致血糖飙升。建议吃营养丰富、富含膳食纤维的糙米饭或杂粮饭，一小碗足矣。

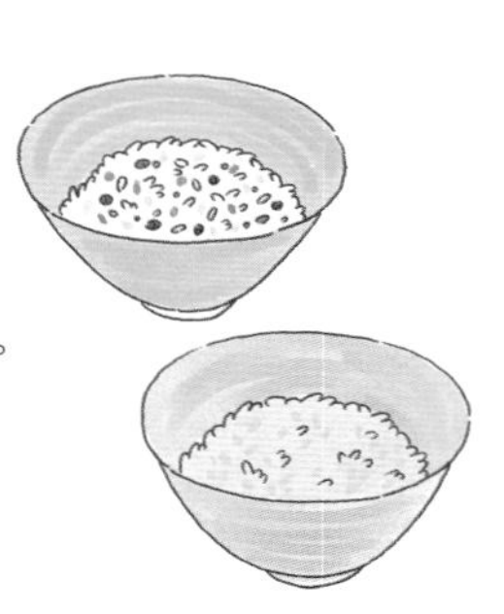

### 3 选择高钙配菜

睡眠期间，骨骼会在生长激素的作用下修复再生，因此利用晚餐补充钙质有助于强健骨骼。别忘了补充辅助钙质发挥作用的镁。要想同时摄取这两种营养物质，不妨吃点羊栖菜和小鱼干。

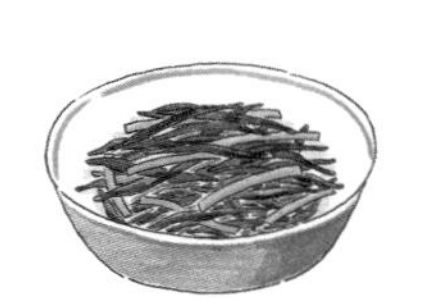

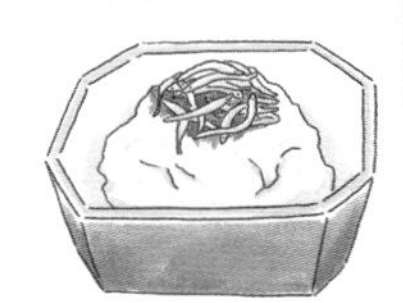

### 4 晚餐不要晚于21点

消化系统在睡眠期间"加班"会干扰睡眠，导致生物钟紊乱。为避免这种情况，晚餐时间不能晚于睡前3小时。在睡前完成消化，便能产生适度的饥饿感，刺激人体分泌生长激素，促进细胞的修复和再生。

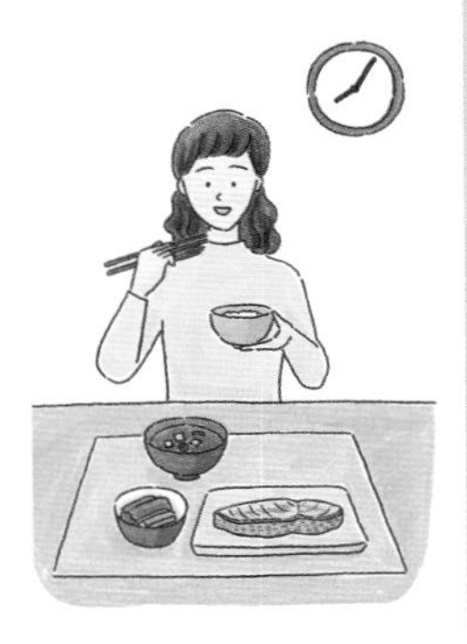

专栏

# 运用细胞呼吸研发针对新冠病毒感染的治疗药物

笔者率领的研究团队携手索邦大学医学院和哈佛大学医学院，针对新冠病毒感染及其重症化机制持续开展研究。团队基于近年的生物化学、免疫学基础研究，明确了在激活线粒体中血红素生物合成的过程中产生的物质抑制SARS-CoV-2（引起新冠病毒感染的病毒）等病毒的增殖与引发新冠病毒感染重症的细胞因子风暴的机制（某国际医学杂志正在对该研究成果进行同行评审。部分结果已在2020年10月的美国肾脏病学会年会公布）。团队还将5-氨基酮戊酸联合二价铁离子（5-ALA／SFC）定位为激活血红素生物合成的药剂之一，并启动了初步的临床研究，取得了一些积极数据。

2020年10月29日，团队于日本国立大学长崎大学获得了认定临床研究审查伦理委员会的批准，启动了使用5-ALA治疗新冠病毒感染者的特定临床研究。

5-ALA是一种氨基酸，在线粒体（动植物的细胞器）合成生命活动所需能量的过程中发挥作用。5-ALA/SFC在本书介绍的细胞呼吸中也起着关键作用。该研究将重点验证药剂对新冠病毒感染的有效性和安全性，助力全球抗击疫情。

*内容和数据截至2021年4月

# 后记

新冠病毒在全球范围内大肆流行，它已不仅是医学界研究的对象，更在世界范围内大大改变了人们的工作方式和日常生活。所幸科技的进步为远程工作创造了条件，远程授课、远程会议乃至远程医疗已成为现实。虽说新冠病毒给我们的生活带来了种种限制，但我们仍可以在一定程度上实现高效工作。

受疫情影响应运而生的特殊工作方式和生活习惯确实有不少受人们欢迎的部分。比如通勤时间变少了，工作不再受时间和地点的限制……然而，过于依赖科技改变了人们长久以来的生活习惯，也造成了种种意想不到的健康危害。在家工作、不必出门上班乍看方便，却明显减少了活动身体的时间，导致自主神经系统和生物钟的紊乱，进而影响睡眠质量，危害人体的身心健康。

作为耕耘在日本国内外科研第一线的专家，我一直致力于研究免疫的生理学和分子生物学机制，以及与治疗新冠病毒感染相关的种种人体机制。在研究和临床工作中，人体之精妙总是让我惊叹不已。方便好用的高科技产品层出不穷，但是论“精密”，终究没有一件比得过人体。在我看来，要想过上健康而充实的生活，提高免疫力，关键还是激发人体自身的力量。而且可以毫不夸张地说，战胜新冠病毒的最大线索就在我们体内。

撰写本书时，我尽可能对免疫常识和近年的最新研究成果进行准确而易懂的讲解，给出便于在日常生活中实践的种种建议。希望大家从今天做起，从力所能及的小事做起，激活人体的潜能，克服新冠病毒造成的困难，过上更健康、更舒心的生活。也希望这本书能帮助大家抵御各种感染和疾病的影响，拥抱更健康的自己，医者之幸莫过于此。

最后，衷心感谢丸山美纪女士和森香织女士对本书出版工作的大力支持。

2021年4月 根来秀行

# 参考文献

1. H. Negoro et al. Inhibition of hydroxymethylglutaryl-coenzyme a reductase reduces Th1 development and promotes Th2 development. Circulation Research 93(10) 948 - 56 2003
2. H.Negoro et al. Endogenous prostaglandin D2 synthesis reduces an increase in plasminogen activator inhibitor-1 following interleukin stimulation in bovine endothelial cells. Journal of hypertension 20(7) 1347 - 54 2002
3. H.Negoro et al. Endogenous prostaglandin D(2) synthesis decreases vascular cell adhesion molecule-1 expression in human umbilical vein endothelial cells.
Life sciences 78(1) 22 - 9 2005
4. H. Negoro et al. H2O2 activates G protein, α 12 to disrupt the junctional complex and enhance ischemia reperfusion injury.
Proceedings of the National Academy of Sciences of the United States of America 109(17) 6680 - 5 2012
5. H.Negoro et al. Galpha12 regulates protein interactions within the MDCK cell tight junction and inhibits tight-junction assembly. Journal of cell science 121(Pt 6) 814 - 24 2008
6. S. Frank, et. al. In vitro efficacy of a povidone-iodine nasal antiseptic for rapid inactivation of SARS-CoV-2. JAMA Otolaryngol Head Neck Surg, 2020, 146, 11, 1054- 1058, November, 2020.
7. N. V. Doremalen, et. al. Aerosol and surface stability of SARS-CoV-2 as compared with SARS-CoV-1. New Engl J Med, 382, 16, 1564-1567, April 16, 2020.
8. M. Riediker, et. al. Estimation of viral aerosol emission from simulated individuals with asymptomatic to moderate coronavirus disease 2019. JAMA Network Open, 2020;3(7)
9. A. W. H. Chin, et. al. Stability of SARS-CoV-2 in different environment conditions. Lancet Microbe, 2020, April 2, 2020.
10. V. Stadnytskyi, et. al. The airborne lifetime of small speech droplets and their potential importance in SARS-CoV-2 transmission. PRNS, 117, 22, 11875-11877, June 2, 2020.
11. A Sariol et al. Lessons for COVID-19 Immunity from Other Coronavirus Infections. Immunity. 2020 Aug 18;53(2):248-263
12. E Stephen-Victor et al. Potential of regulatory T-cell-based therapies in the management of severe COVID-19. Eur Respir J Sep; 56(3) 2020

13. N. Mangalmurti et al. Cytokine Storms: Understanding COVID-19. Immunity 53, July 14, 2020
14. H Kim et al. COVID-19 illness in relation to sleep and burnout. bmjnph 22 March, 2021
15. P. Arunachalam et al. Systems biological assessment of immunity to mild versus severe COVID-19 infection in humans. Science 369, 1210–1220 (2020)
16. The Severe Covid-19 GWAS Group. Genomewide Association Study of Severe Covid-19 with Respiratory Failure. N Engl J Med 2020 Oct 15;383(16):1522-1534
17. D. K. Chu, et. al. Physical distancing, face mask, and eye protection to prevent person-to-person transmission of SARS-CoV-2 and COVID-19: a systematic review and meta-analysis. Lancet, 395, 10242, 1973-1987, June 27, 2020.
18. N. H. L. Leung, et. al. Respiratory virus shedding in exhaled breath and efficacy of face masks. Nature Med, 26, 676-680, May, 2020.
19. M.-C. Kim, et. al. Duration of culturable SARS-CoV-2 in hospitalized patients with Covid-19. N Engl J Med, 384, 7, 671-673, February 18, 2021.
20. B. Choi, et. al. Persistence and evolution of SARS-CoV-2 in an immunocompromised host. N Engl J Med, 383, 23, 2291-2293, December 3, 2020.
21. S. Zheng, et. al. Viral load dynamics and disease severity in patients infected with SARS-CoV-2 in Zhejiang province, China, January-March 2020: retrospective cohort study. BMJ 2020;369:m1443.
22. G. Destras, et. al. Systematic SARS-CoV-2 screening in cerebrospinal fluid during the COVID-19 pandemic. Lancet Microbe, June 11, 2020.
23. L. K. Vibholm, et. al. SARS-CoV-2 persistence is associated with antigen-specific CD8 T-cell responses. EbioMed, 64, 103230, February 1, 2021.
24. M. L. Bastos, et. al. Diagnostic accuracy of serological tests for covid-19: systematic review and meta-analysis. BMJ 2020;370:m2516, July 1, 2020.
25. F. Amanat, et. al. A serological assay to detect SARS-CoV-2 seroconversions in humans. Nature Med, 26, 1033-1036, July, 2020.
26. B. A. Rabe, et. al. SARS-Co-2 detection using an isothermal amplification reaction and a rapid, inexpensive protocol for sample inactivation and purification. PRNS, 117, 39, 24450-24458, September 29, 2020.
27. H. Pan, et. al. Repurposed antiviral drugs for COVID-19—interim WHO Solidary trial results. N Engl J Med, 384, 6, 497-511, February 11, 2021.
28. R. AC Siemieniuk, et. al. Drug treatments for COVID-19: living systematic review and network meta-analysis. BMJ 2020;370:m2980.
29. A. C. Kalil, et. al. Baricitinib plus remdesivir for hospitalized adults with Covid-19. N Engl J Med, 384, 9,795-807, March 4, 2021.
30. B. Cao, et. al. A trial of Lopinavir-Ritonavir in adults hospitalized with severe Covid19. N Engl J Med, 382, 19, 1787-1799, May 7, 2020.
31. D. R. Boulware, et. al. A randomized trial of hydroxychloroquine as postexposure prophylaxis for Covid-19. N Engl J Med, 383; 6, 517-525, August 6, 2020.

32. The RECOVERY Collaborative Group. Effect of hydroxychloroquine in hospitalized patients with Covid-19. N Engl J Med, 383, 21, 2030-2040, November 19, 2020.
33. J. Geleris, et. al. Observational study of hydroxychloroquine in hospitalized patients with Covid-19. N Engl J Med, 382, 25, 2411-2418, June 18, 2020.
34. D. B. Shrestha, et. al. Favipiravir versus other antiviral or standard of care for COVID-19 treatment: a rapid systematic review and meta-analysis. Virol J, (2020) 17:141, 2020.
35. N. Wang, et. al. Retrospective multicenter cohort study show early interferon therapy is associated with favorable clinical responses in COVID-19 patients. Cell Host Microbe, 28, 1-10, October 7, 2020.
36. J. C. Rajter, et. al. Use of ivermectin is associated with lower mortality in hospitalized patients with coronavirus disease 2019. The Ivermectin in COVID Nineteen Study. Chest, 159, 1, 85-92, 2021.
37. P. F. Laterre, et. al. Association of interleukin 7 immunotherapy with lymphocyte counts among patients with severe coronavirus disease 2019 (COVID-19), JAMA Network Open, 2020;3(7)
38. RECOVERY Collaborative Group. Dexamethasone in hospitalized patients with COVID-19. N Engl J Med, 384, 8, 693-704, February 25, 2021.
39. The REMAP-CA Investigators. Inteleukin-6 receptor antagonists in critically ill patients with Covid-19. N Engl J Med, February 25 (online), 2021.
40. J. H. Stone, et. al. Efficacy of tocilizumab in patients hospitalized with Covid-19. N Engl J Med, 383, 24, 2333-2344, December 10, 2020.
41. C. T. Rentsch, et. al. Early initiation of prophylactic anticoagulation for prevention of coronavirus disease 2019 mortality in patients admitted to hospital in the United States: cohort study. BMJ 2021;372; n311, February 1 (online), 2021.
42. P. Chen, et. al. SARS-CoV-2 neutralizing antibody LY-CoV555 in outpatients with Covid-19. N Engl J Med, 384, 3, 229-237, January 21, 2021
43. ACTIV-3/TICO LY-CoV555 Study Group. A neutralizing monoclonal antibody for hospitalized patients with Covid-19. N Engl J Med, 384, 10, 905-914, March 11, 2020.
44. J. V. Lazarus, et. al. A global survey of potential acceptance of a COVID-19 vaccine. Nature Med, October 20 (online), 2020. Autor correction. Nature Med, January 11 (online), 2021.
45. L. A. Jackson, et. al. An mRNA Vaccine against SARS-CoV-2—Preliminary Report. N Engl J Med, 383, 20, 1920-1931, November 12, 2020.
46. P. M. Folegatti, et. al. Safety and immunogenicity of the ChAdOx1 nCoV-19 vaccineagainst SARS-CoV-2: a preliminary report of a phase 1/2, single-blind, randomized controlled trial. Lancet, 396, 10249, 467-478, August 15, 2020.
47. M. N. Ramasamy, et. al. Safety and immunogenicity of ChAdOx1 nCoV-19 vaccine administered in a prime-boost regimen in young and old adults (COV002): a singleblind, randomized, controlled, phase 2/3 trial. Lancet, 396, 10267, 1979-1993, December 19, 2020.
48. K. J. Ewer, et. al. T cell and antibody responses induced by a single dose of CHAdOx1 nCoV-19 (AZD1222) vaccine in a phase 1/2 clinical trial. Nature Med, December 17 (online), 2020.

49. M. J. Mulligan, et. al. Phase 1/2 study of COVID-19 RNA vaccine BNT162b1 in adults. Nature, 586, 589-593, October 22, 2020.
50. F. P. Polack, et. al. Safety and efficacy of the BNT162b2 mRNA Covid-19 vaccine. N Engl J Med, 383, 2603-2615, December 31, 2020.
51. U. Sahin, et. al. COVID-19 vaccine BNT162b1 elicits human antibody and TH1Tcell responses. Nature, 586, 594-599, October 22, 2020.
52. M. Saad-Roy, et. al. Epidemiological and evolutionary considerations of SARS CoV-2 vaccine dosing regimens. Science, March 9 (first release), 2021.
53. A. Muik, et. ak. Neutralization of SARS-CoV-2 lineage B.1.1.7 psudovirus by BNT162b2 vaccine-elicited human sera. Science, January 29 (first release), 2021.
54. K. Wu, et. al. Serum neutralization activity elicited by mRNA-1273 vaccine— Preliminary report. N Engl J Med, February 17 (online), 2021.
55. R. E. Chen, et. al. Resistance of SARS-CoV-2 variants to neutralization by monoclonal and serum-derived polyclonal antibodies. Nature Med, March 4 (online), 2021.
56. C. Keech, et. al. Phase 1-2 trial of a SARS-CoV-2 recombinant spike protein nanoparticle vaccine. N Engl J Med, 383, 24, 2320-2332, December 10, 2020.
57. M. Tan, et, al. Immunopathological characteristics of coronavirus disease 2019 cases in Guangzhou, China. Immunology, 160, 261-268, 2020.
58. X. Zhang, et. al. Viral host factors related to the clinical outcome of COVID-19. Nature, May 20 (online), 2020.
59. M. Liao, Single-cell landscape of bronchoalveolar immune cells in patients with COVID-19. Nature Med, May 11 (online), 2020.
60. A. Grifoni, et. al. Targets of T cell responses to SARS-CoV-2 coronavirus in humans with COVID-19 disease and unexposed individuals. Cell, 181, 7, 1489-1501.e15, June 25, 2020
61. D. Weiskopf, et. al. Phenotype and kinetics of SARS-CoV-2-specific T cells in COVID-19 patients with acute respiratory distress syndrome. Science Immunol, 5, 48, eabd2071, June 26 (first erelease), 2020.
62. N. Le Bert, et.al. SARS-CoV-2-specific T cell immunity in cases of COVID-19 and SARS, and uninfected controls. Nature, 584, 457-462, August 20, 2020.
63. J. Braun, et. al. SARS-CoV-2-reactive T cells in healthy donors and patients with COVID-19. Nature, 587, 270-274, November 12, 2020.
64. J. Mateus, et. al. Selective and cross-reactive SARS-CoV-2 T cell epitopes in unexposed humans. Science, August 4 (online), 2020.
65. A. Bonifacius, et. al. COVID-19 immune signatures reveal stable antiviral T cell function despite declining humoral responses. Immunity, February 9 (online), 2021.
66. T. Sekine, et. al. Robust T cell immunity in convalescent individuals with asymptomatic or mild COVID-19. Cell, August 14 (online), 2020.
67. J. A. Jino, et. al. Humoral and circulationg follicular helper T cell responses in recovered patients with COVID-19. Nature Med, July 13 (online), 2020.
68. L. Kuri-Cervantes, et. al. Comprehensive mapping of immune perturbations associated with se-

vere COVID-19. Science Immunol, July 15(first release), 2020.
69. The relaxation effect of prolonged expiratory breathing. Komori T. Ment Illn. 2018 May 16;10(1):7669.
70. Vagal Mediation of Low-Frequency Heart Rate Variability During Slow Yogic Breathing. Kromenacker BW, Sanova AA, Marcus FI, Allen JJB, Lane RD. Psychosom Med. 2018 Jul/Aug;80(6):581-587.
71. One difference between endurance athletes and non athletes is decreased ventilatory responsiveness to hypoxia (low oxygen) and hypercapnia (higher carbon dioxide)." Scoggin CH, Doekel RD, Kryger MH, Zwillich CW, Weil JV. Familial aspects of decreased hypoxic drive in endurance athletes. J Appl Physio. 1978 Mar;44(3):464–8.
72. Breath holding endurance: stability over time and relationship with self-assessed persistence. Heliyon 3 (2017) e00398. Daisy G.Y. Thompson-Lakea,*, Richard De La Garza IIb, Peter Hajeka
73. The relationship between exercise capacity and different functional markers in pulmonary rehabilitation for COPD Maria Kerti Zsuzsanna Balogh Krisztina Kelemen Janos T Varga International Journal of COPD 2018:13 717–724
74. Mindfulness practice leads to increases in regional brain gray matter density. Hölzel BK, Carmody J, Vangel M, Congleton C, Yerramsetti SM, Gard T, Lazar SW. Psychiatry Res. 2011 Jan 30;191(1):36-43.
75. Russo MA, Santarelli DM, O'Rourke D. The physiological effects of slow breathing in the healthy human. Breathe (Sheff) 2017;13:298-309. 2.
76. Martarelli D, Cocchioni M, Scuri S, et al. Diaphragmatic breathing reduces postprandial oxidative stress. J Altern Comlement Med. 2011;17;623-8.
77. Red blood cell pH, the Bohr effect, and other oxygenation-linked phenomena in blood O2 and CO2 transport. Jensen FB. Acta Physiol Scand. 2004 Nov;182(3):215-27. Review.

## 快读·慢活®

从出生到少女，到女人，再到成为妈妈，养育下一代，女性在每一个重要时期都需要知识、勇气与独立思考的能力。

“快读·慢活®”致力于陪伴女性终身成长，帮助新一代中国女性成长为更好的自己。从生活到职场，从美容护肤、运动健康到育儿、家庭教育、婚姻等各个维度，为中国女性提供全方位的知识支持，让生活更有趣，让育儿更轻松，让家庭生活更美好。